U0320899

◎ 梁 霞 文 林 邹礼柱 主编

养老护理员

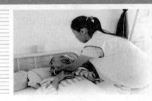
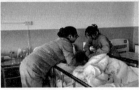
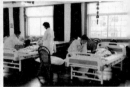

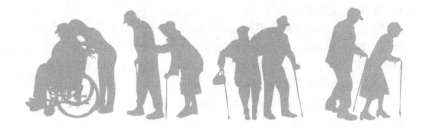

中国农业科学技术出版社

图书在版编目（CIP）数据

养老护理员／梁霞，文林，邹礼柱主编．—北京：中国农业科学技术出版社，2016.11

ISBN 978 – 7 – 5116 – 2838 – 1

Ⅰ.①养… Ⅱ.①梁… ②文… ③邹… Ⅲ.①老年人 – 护理学 – 技术培训 – 教材 Ⅳ.①R473

中国版本图书馆 CIP 数据核字（2016）第 275580 号

责任编辑　徐　毅
责任校对　杨丁庆

出 版 者　中国农业科学技术出版社
　　　　　北京市中关村南大街 12 号　邮编：100081
电　　话　（010）82106631（编辑室）　（010）82109702（发行部）
　　　　　（010）82109709（读者服务部）
传　　真　（010）82106631
网　　址　http://www.castp.cn
经 销 者　各地新华书店
印 刷 者　北京昌联印刷有限公司
开　　本　850mm ×1 168mm　1/32
印　　张　5
字　　数　130 千字
版　　次　2016 年 11 月第 1 版　2016 年 11 月第 1 次印刷
定　　价　16.80 元

《养老护理员》
编委会

主　编：梁　霞　文　林　邹礼柱

副主编：徐　燕　温月平　冯国强

　　　　胡　玲　王志成　瞿　荣

前　言

伴随着全球老龄化社会的到来，我国已经成为世界上老年人口最多的国家。养老需要一大批具有专业知识能力的人员，养老护理员成为其中一支重要力量。从我国目前养老护理人员的数量来看，远远不能满足日益增长的养老服务需求，养老护理员的职业培训成为当前一项艰巨而迫切的任务。

本书紧扣"养老护理员国家职业标准"要求，以养老护理员服务实践中的常见知识和关键技能为主要内容编写。全书共7章，包括养老护理员工作认知、老年人护理基础知识、老年人的生活照料、医疗护理、用药护理、康复护理及心理护理。前两章主要介绍了一些理论知识，其中工作认知方面，介绍了养老护理员的岗位须知、职业道德、礼仪规范、个人防护和相关法律等；基础知识方面，介绍了老年人的生理特点、心理特点、营养需求和常见疾病。后五章从不同角度阐述了老年护理的服务技能，各项技能操作步骤简单明了，指导性强。

在内容选取上，尽可能体现当前最新的实用知识与操作技能；在表述方式上，尽可能采用通俗易懂的科普化语言，以适应现实生活中养老护理员的文化水平。总的来说，本书具有针对性、科学性和实用性，对于帮助养老护理员有效地开展各项技能

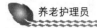

操作有直接作用。

由于笔者编写时间和水平有限，书中难免存在不足之处，恳请广大养老护理员培训教师以及学员们提出宝贵意见，以便及时修订。

编 者

2016 年 10 月

目　　录

第一章　养老护理员工作认知

第一节　养老护理员的岗位须知

一、养老护理员的职业简介

养老护理员是指对老年人生活进行照料、护理的服务人员。养老护理的基本任务是根据老年人的生理和心理特点及社会需要，为老年人提供日常生活照料、疾病护理、心理护理等服务。

二、养老护理员的工作内容

1. 提供生活照料，满足老年人的基本生活需求

当一个老年人来到护理员的面前，他的第一需求就是希望护理员为他解决生活问题，看似简单的吃喝拉撒、睡觉穿衣、翻身摆位、清洁卫生等工作对老年人都非常重要。

2. 提供基础护理，减轻老年人身体痛苦

需要照料的老年人，多数衰老与疾病并存，他们的老化使疾病增加，疾病的恶化又加快了老化的进程，逐渐在慢性病的基础上又发生了诸多的并发症，而且不易控制，治疗无望。这时，协助医护人员为老人换药、服药、吸氧、吸痰、鼻饲、口腔护理、会阴护理、皮肤护理、管道护理、初级救护等可能是养老护理员每天都要面对的工作。

3. 提供康复护理，提高老年人生命质量

对老年人进行语言康复、肢体康复、心理康复等康复护理服

务，也是养老护理员份内的工作。

4. 提供心理护理，给老年人和家属以心理支持

面对衰老，无可奈何；面对疾病，一筹莫展；面对死亡，再亲密的人也无法陪伴同行。家属在心理上也承担着严重的压力。

学习一些心理学知识，掌握一些沟通技巧，提供一些基础心理护理，给老年人和家属以心理支持，也是养老护理员应尽的责任。

5. 提供临终关怀服务，维护老年人生命尊严

临终关怀服务是指养老护理员在与其他专业人员的合作下，通过对临终患者及其家属提供综合性服务，减轻临终患者生理、心理和精神上的痛苦，维护其尊严，提高其生活质量，使其在舒适和安宁中走完人生的最后旅程，并为其家属提供心理精神的支持。

第二节　养老护理员的职业道德

一、养老护理员职业道德的内涵

养老护理员的职业道德是指养老护理员在职业活动中应遵循的行为准则和道德规范。养老护理员的职业道德是规定养老护理员如何运用公共的行为标准，处理与老年人之间、与老年人亲属之间以及与同事和社会之间相互关系的基本准则。

二、养老护理员的职业守则

1. 尊老敬老，以人为本

关爱老人，不仅是一种美德，更是一种义务与责任。老吾老以及人之老，幼吾幼以及人之幼。

在工作中要处处为老年人着想，在实际行动中体现以老年人

为本的理念，从老年人的根本利益出发，满足老年人的合理需要，切实保障老年人的权益，让老年人体会到全社会对他们的尊敬和关怀，让发展的成果惠及全体老年人。

2. 服务第一，爱岗敬业

服务第一就是把为集体、为他人工作放在首位。想老年人之所想，急老年人之所急，全心全意为老年人提供服务。

爱岗，就是热爱自己的工作岗位，热爱本职工作；敬业，就是要用一种恭敬严肃的态度对待自己的工作。

3. 遵章守法，自律奉献

遵章守法是说人们必须按照法律、法规及纪律的有关规定做事。

自律奉献，要求养老护理员在为老年人服务中处处为老年人着想，严格要求自己，积极进取，精益求精，不断提高养老护理服务水平。

第三节　养老护理员的礼仪规范

礼仪是指人们在社会交往活动中共同遵守的行为和原则，也是人们日常生活中不可缺少的内容之一，养老护理员的基本礼仪要求如下。

一、仪容仪态

仪容仪态主要包括穿着、打扮、行为举止和个人卫生等方面。在着装方面应得体，力求接近大方；衣服各部位不要裸露太多；上班或为老人服务时应穿工作服，被污染时要及时更换；头发应剪短或用工作帽盖住，以防工作时碰到老人，引起老人不快。

二、行为举止

举止端庄，以轻稳为宜。工作中要穿袜子，并穿平底鞋，以防走动时发出声响，影响老人休息。走路时要轻快，眼睛平视前方；遇到紧急情况时，要碎步行走。站立时，应保持头正，颈直，两肩外展放松，挺胸收腹，立腰提臀，两腿并拢，两手轻握于腹部或下腹部。工作中都要认真洗手，防止发生交叉感染。

三、礼貌用语

语言是人类沟通的重要工具，使用得体可以促进人际关系的和谐发展，反之则影响人际沟通的效果。养老护理员的用语一定要规范，而且要富有感情，语言内容要严谨、高尚；语言要清晰，力求简洁、耐心和易懂。礼貌地称呼老人，切不可用很随便的用语向老人打招呼。

第四节　养老护理员的个人防护

一、养老护理员工作安全防护

养老护理员在工作中发生跌跤、肌肉拉伤、腰扭伤，来自老年人或老年人家属伤害的事情时有发生。这些事故发生的原因很多，有员工自身的原因，也有环境的原因，为了自身安全，养老护理员要特别注意防护。

1. 预防跌跤

（1）保持健康。注意营养、休息和运动，保持良好的身体素质和精神状态。

（2）工作谨慎。工作前先排除安全隐患，工作中要稳重、细致、谨慎。

（3）鞋子合脚。应穿低跟防滑软底鞋，并且鞋子要合脚。

（4）保证亮度。保证工作场所的照明亮度。

（5）地面清洁。保持工作场所地面的清洁和干燥，及时擦掉溢出物或油渍。

（6）清理杂物。随时清除工作场所的障碍物。

（7）加强合作。高空取物、搬抬重物或者护理体重过大的老年人时，要同事配合协作，共同完成。

2. 预防肌肉拉伤

（1）合理安排运动。注意平日合理安排有规律的运动，以锻炼肌肉，预防骨钙丢失，增加肌体的平衡性和反应的灵活性。

（2）做好准备活动。工作前充分做好准备活动，注意加强易伤部位肌肉力量和柔韧性的练习。

（3）注意局部保护。为老人服务时，手臂要灵活，脚跟要站稳，不要急拉、急拽；搬运重物时，不要急转身或扭动背部。

（4）伤后处理。受伤后及时正确处理。

①休息：要注意身体的感受，在感觉疼痛和不适时，应立即停止运动，休息可避免更严重的伤痛。

②冷敷：受伤的区域运动时疼痛或肿胀，在48小时内要冷敷，每两小时至少10分钟，可减轻肌肉痉挛，缓解疼痛，同时收缩血管，限制伤处的血液供应，减轻肿胀。

③加压包扎：如果出现出血或皮下淤血，可以用弹性绷带加压包扎，以减轻疼痛和肿胀。

④抬高患肢：如四肢受伤，可以抬高患肢，以减少伤处的血液供应，减轻肿胀。

⑤热敷：一般在受伤的后期，通常在48小时后进行。热敷舒缓紧张的肌肉，可加速局部的血液供应，促进康复。

3. 预防腰扭伤

（1）注意身体锻炼。起居要有规律，经常保持适当的体育运动，以促进血液循环，使身体筋骨强健有力，预防腰部扭伤。

（2）避免腰部受凉。腰部是最易受凉的部位，如果受凉，即使是轻微的动作也会将腰部扭伤，造成腰痛。

（3）避免环境潮湿。潮湿使血管收缩，造成局部组织血液供应不足，使肌肉收缩时产生的代谢产物潴留，刺激神经产生腰痛。因此，要及时更换潮湿的衣服，经常开窗通风，保持室内干燥。

（4）避免久坐。久坐使骨盆和关节长时间负重，椎间盘和棘间韧带长时间处于紧张僵持状态，使气血容易在腰部凝滞，日久便产生腰背疼痛僵硬，不能俯仰和转身。影响下肢血液循环，使两腿出现麻木，发生腰扭伤或其他损伤。

（5）避免劳累过度。长时间维持一个姿势进行劳动，很容易导致肌肉的劳损。因此，在为老年人服务时，要注意劳逸结合，避免用力过度，造成腰部软组织的损伤或扭伤。

（6）腰扭伤处理。

①休息：发生腰扭伤后应该立即停止工作，一般要坚持卧硬板床3日以上，以保证损伤的组织有充分修复的时间，避免遗留慢性腰痛病。

②治疗：根据医生的建议进行治疗，注意受伤早期不宜自行进行推拿、按摩、热疗等处理。

4. 预防来自老年人的伤害

（1）加强防范。老年人患有老年痴呆症或者存在心理障碍，在烦躁时可能发生摔东西、打人等情况，养老护理员在护理前，首先做好评估，加强防范，避免受到伤害。

（2）注意危险物品。发现老年人有摔东西和打人的现象，注意在老年人房间不要存放热水瓶、玻璃制品、棍棒、金属制品和其他容易造成自伤或他伤的物品。

（3）察言观色。首先观察老年人情绪，如发现有对抗现象，尽量避免激惹，加以好言相劝，争取老年人配合。如果老年人异常烦躁，可以暂时停止服务，报告医生处理，待老年人情绪稳定时再继续完成护理工作。

（4）安全制动。对有打人习惯的老年人，必要时进行手脚安全制动，然后再进行有关的生活照料服务及其有关的治疗等服务。

5. 预防来自闹事家属的伤害

（1）保持冷静。为了避免家属出口伤人或者出手伤人事件，护理员要冷静应对，不要与家属争吵或肢体接触，与家属保持一定距离或暂时离开现场，预防事态扩大和被打伤事情发生。

（2）及时报告。迅速召集同事一起处理，并尽快报告有关负责人，由领导出面帮助解决。

（3）电话报警。如果家属不听劝阻，进行打架斗殴，损坏物品，养老护理员必要时要打"110"电话，向公安人员求助，讲清事故地点和求助人姓名。

（4）保护现场。如果发生损害行为，养老护理员要保护好现场等候警察到来，并维持现场秩序，阻止其他人围观。

（5）协助解决。配合公安机关的工作，提供自己掌握的情况和线索，以合理解决冲突。

二、养老护理员的自我照顾

1. 老年护理常见压力和处理

（1）老年护理常见压力。

①来自老年人：需要照顾的老年人，大多数高龄、失智、失能、生活不能自理。面对翻身、更衣、喂水喂饭、擦屎接尿；面对智障老年人的认知缺乏、行为异常；面对衰老、疾病和死亡，护理员承受着体力和心理的双重压力。

②来自老年人家属：面对个别家属的傲慢无礼、颐指气使，

无休止的挑剔，为了避免矛盾激化，给护理工作带来不利因素，养老护理员经常委曲求全、远而敬之。家属的恶劣态度增加了养老护理员的心理压力。

③来自护理员家庭：养老护理员家庭成员对养老护理工作不理解、不赞同，使养老护理员劳累一天，回家后还对自己的工作躲躲闪闪，使压力得不到宣泄。

④来自社会：传统观念认为照料高龄、失智、失能老年人应该由子女承担，但社会对养老护理工作的偏见常给养老护理员带来了更大的压力。

（2）老年护理常见压力的处理。

①正确认识衰老、疾病和死亡：生老病死是不可抗拒的自然规律，作为养老护理员，首先要端正自己的态度。认识到老年人，曾经是社会建设和发展的实践者；现代人在享受生活不断改善的今天，应该饮水思源，以一颗爱心、责任心、感恩的心去关心老年人的晚年生活。正确认识衰老、疾病和死亡是养老护理员缓解压力，做好护理工作的重要前提。

②正确认识与家属合作的重要性：在面对父母亲衰老、疾病和死亡的时候，家属常寄希望于养老护理员，希望通过细致的生活照料能让老年人返老还童。家属在这种急躁复杂的情绪支配下，常常会做出一些不尽如人意的举动。作为养老护理员，要体谅家属的难处，给家属以真诚的帮助。争取家属的合作，是排解压力，做好护理工作的重要条件。

③正确认识养老护理工作的意义：我国正处于人口老龄化加速发展时期，老龄问题作为关系国计民生的重大问题，已渗透到我国经济发展和社会生活的各个领域。目前，我国在人口结构上呈现高龄化、空巢化的加速发展势态。日益严峻的人口老龄化挑战，使生活不能自理老年人的长期照料问题，成为涉及千家万户和亿万老年人的最现实、最突出的重大民生问题。社会养老服务

体系的建设，是当前和今后相当长时期内，我国老龄事业的发展重点。养老护理员能认识到自己的工作光荣而伟大，是解除压力、做好养老护理工作的重要根本。

2. 养老护理员交流沟通的实用技巧

（1）积极的倾听。积极倾听是沟通技巧的核心部分。养老护理员与老年人或家属交谈时，眼睛要注视着对方的眼睛，视线不要游移不定，表情要亲切而自然，坐姿要端正而礼貌。老年人说话速度慢，要耐心地去倾听老年人和家属的话，必要时可以侧耳聆听，让老年人和家属觉得你在关注他。

（2）亲切的语音语调。和老年人或家属进行交流，态度要诚恳，语言要文明，尽量使用普通话，语速偏慢，音量中等，语调柔而亲切，神态自然、面带微笑。充满真诚与情感的语音和语调，让老年人和家属分享到你的温柔和善良，感到十分温暖，让自己的心情明亮而爽朗。

（3）真诚的表扬欣赏。与老年人谈话，要选择老年人喜爱的话题。不打听老年人和家属的隐私，不提及老年人不喜欢的事情。要慷慨地多表扬老年人，活跃谈话的氛围。

（4）安全轻松的氛围。与老年人或家属沟通交流时，首先要营造一个安全轻松的氛围。要脸带微笑，平易近人，坐在老年人床边，近距离弯下腰去与老年人或家属交谈，选择光线充足的地方，让双方都能清楚地看到对方，必要时可以摸着对方的手讲话，让老年人或家属觉得尊重和平等。

（5）适当的肢体语言。适当的肢体语言会增进养老护理员与老年人之间的亲密感情。"握握手"会让老年人觉得你态度亲切；"摸摸脸""拥抱一下"会为老年人带来一种受到依赖者关爱的喜悦；"拍拍肩"会使老年人有一种和你比较默契的感觉。

这些肢体语言将养老护理员的爱和关怀传递到老年人的心灵，老年人高兴了，可以很好地配合，使护理工作顺利进行。

但是，请记住使用的场合和力度，再精准的肢体语言只有自然发挥才能取得效果，所以在使用之前，养老护理员要先把自己的心扉打开，没有人会拒绝真诚的关爱。

3. 养老护理员应对冲突的方式

（1）迎合的方式。当老年人或家属与护理员发生了冲突，或者提出不合理要求，护理员为了避免事态扩大，常采取委曲求全，迎合别人，把决定权交给对方，把一切错误都归咎自己的做法。这种应对方式常常让自己觉得很压抑，让老年人和家属觉得养老护理员不重要。

（2）指责的方式。当老年人或家属与养老护理员发生冲突时，养老护理员只在意自己要解决的问题，不尊重对方，任何矛盾出现，自己总是对的，采取气势汹汹，咄咄逼人的做法。这种应对方式常常让自己觉得很孤单，让老年人和家属觉得养老护理员粗鲁野蛮。

（3）超理智的方式。当老年人或家属与养老护理员发生冲突时，养老护理员只重视数据和逻辑，不重视人际关系，采取说教的方式，表情僵硬，态度冷漠，与周围人员关系疏远，让人不愿意接近。这种应对方式常常让自己觉得很累，让老人和家属觉得养老护理员无情。

（4）打岔的方式。当老年人或家属与养老护理员发生冲突时，养老护理员表面表现得很灵活、很搞笑，或者很安静、很怕事，与人谈话常常改变话题或离题，对有关个人和情绪方面的问题刻意回避，不能专心致志讲一件事或做一件事。这种应对方式常常让自己内心敏感脆弱，没有信心，没有归属感，让老人和家属觉得养老护理员油滑无信、不真诚。

（5）一致的方式。面对冲突时，养老护理员能坦诚回答别人的问题，对出现的矛盾不会反应激烈的质问，能聆听别人的不同意见，能尊重别人的不同想法，能以灵活的态度面对和处理任何矛盾，并且对自己应对问题的方式能心平气和的欣赏和接受。这种应对方式让自己觉得很淡定，让老人和家属觉得养老护理员大方稳重。

（6）合理选择应对方式。在与老人或家属解决冲突时，可同时使用多种方式。在矛盾面前，如果是自身的错误，要虚心接受，立即改正，以赢得老年人和家属的理解。不是自身的错误，要用复合的方式去面对冲突和压力，让自己放松情绪，让老年人和家属觉得养老护理员既和蔼可亲还具备能力。

4. 养老护理员自我照顾的实用方法

加强养老护理员的自我照顾是缓解护理工作压力的重要方面。养老护理员首先要照顾好自己，保持自己的身体和心理都健康，才能有更充沛的精力去为更多的老年人服务，把自己更灿烂的微笑向老年人传递。

（1）卫生。每天抽一点时间为自己进行卫生清洁，从里到外干干净净，如果再透出一点点香水的淡淡清香，一定会带来意想不到的愉悦。

（2）营养。为自己补充营养，让自己更健康。

（3）化妆。每天为自己化一个淡妆，展现自己的风采，让自己精神焕发，保持轻松愉快的心情。

（4）欣赏。养老护理员应该把自己最美丽的一面向社会展示，学会欣赏自己的美丽和善良、欣赏明媚灿烂的阳光、欣赏日新月异的街景、欣赏漂亮优雅的图画、欣赏悦耳动听的音乐，从而精神放松，心旷神怡。

（5）交流。养老护理员在欣赏自己的同时也要学会欣赏别人。多与周围的人去交流，多去发现你周围所有人的优点。

（6）信仰。养老护理员的人生目标是"为人民服务""为老人奉献爱心"。怀着这样的信仰去工作，就会拥有一个很充实的精神世界。

（7）学习。学习使人增长见识，聪慧头脑，提高认识，心胸豁达。养老护理员要不断学习，不断提高，当发现新知识在不断增强时，就会觉得自己增加了智慧。

（8）排解不良情绪。养老护理员在面对困难时尚能保持正向的思考，勇敢的超越困难，就拥有了乐观的品质。

（9）不同的角色转换。为了工作生活都稳定，养老护理员要学会在不同的环境中扮演不同的角色。在单位，爱岗敬业，遵守规章制度，做个好职工；回家庭，恪守家庭责任，做个好妻子、好丈夫、好儿女；到社会，遵纪守法，遵守社会公德，做个好公民。养老护理员只有在保持安定工作生活环境的前提下，才能以更加放松的心情，更加充沛的精力，充分发挥自己的聪明才智，为老年护理事业作出更大贡献。

第五节　养老护理的相关法律

一、《中华人民共和国老年人权益保障法》

1996 年《中华人民共和国老年人权益保障法》（以下简称《老年人权益保障法》）的公布实施，对我国老年人权益法律保护具有里程碑意义，对于老年人权益的保护发挥了重要作用。现行《老年人权益保障法》是由中华人民共和国第十一届全国人民代表大会常务委员会第三十次会议修订通过，并于 2013 年 7月 1 日起施行的。

《老年人权益保障法》明确规定了老年人享有的政治权利、人身自由权、社会经济权、赡养权、财产所有权、居住权、继承权、文化教育权等九项权利；并对老年人的赡养问题、婚姻与财产处理、养老金、医疗、住房、参与社会发展及权益受到侵害的处理等问题进行了详细的阐述和约束。

二、《养老护理员国家职业标准》

2002 年，国家劳动与社会保障部制定出台了《养老护理员国家职业标准》（以下简称《标准》），指出养老护理员是对老年人生活进行照料、护理的服务人员，从而将养老护理员与保姆、家政服务员等进行了明确的区分。

在《标准》中养老护理员职业设四个等级，即初级（国家职业资格五级）、中级（国家职业资格四级）、高级（国家职业资格三级）、技师（国家职业资格二级）。养老护理员的职业技能鉴定，按国家已颁布的养老护理员标准、鉴定规范进行。考试合格者颁发国家职业资格证书。

三、《中华人民共和国劳动法》

《中华人民共和国劳动法》（以下简称《劳动法》）于 1995 年开始实施，为了保护劳动者的合法权益，调动劳动关系，建立和维护适应社会主义市场经济的劳动制度，促进经济发展和社会进步。其对劳动合同、工作时间和休息休假、工资待遇、劳动安全卫生、女职工和未成年工特殊保护等进行了全面的规定。如工作时间不应超过 8 小时/日，平均每周工作时间不超过 44 小时；如在签订劳动合同前，养老护理人员与养老机构间约定，若养老护理员不能完成规定工作量，养老机构可低于最低工资标准支付养老护理员工资，这样的条款是不合法的；如对女性职工在经期、孕期、产期及哺乳期的保护，即"四期"保护等。

四、《中华人民共和国劳动合同法》

《中华人民共和国劳动合同法》（以下简称《劳动合同法》）于 2008 年开始实施，其充分考虑了我国劳动关系双方的情况，针对"强资本、弱劳工"的现实，侧重于对劳动者权益的保护，

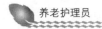

使劳动者能够与用人单位的地位达到一个相对平衡的水平，以期通过权利和义务的相对性，构建和发展和谐稳定的劳动关系。

此法共有八章，涉及劳动合同的订立、劳动合同的履行和变更、劳动合同的终止和解除等内容，对书面形式的劳动合同、签订合同是否收取押金、试用期、劳动合同必备条款、违约金等进行规范。如对于用人单位违法收取押金的行为，由劳动行政部门责令其限期退还劳动者本人，并以每人500元以上2 000元以下的标准处以罚款，给劳动者造成损害的，应当承担赔偿责任等。

第二章　老年人护理基础知识

第一节　老年人的生理特点

一、皮肤

老年人皮肤因皮脂腺分泌减少失去光泽，表面粗糙；由于皮肤松弛、弹性降低而出现皱纹、下眼睑肿胀，形成眼袋；皮肤毛细血管脆性增加容易发生老年性紫癜；皮肤神经末梢敏感性降低而出现感觉迟钝；脂褐质沉积形成老年斑。

二、感觉器官

1. 视觉

视觉器官的改变以角膜、视网膜、晶状体和玻璃体最明显。包括角膜透明度降低；视网膜血管硬化；晶状体透光度减低，弹性下降；玻璃体的液化和后脱离等，从而引起视力下降、老视、视敏度减退等多种老化现象。

2. 听觉

约1/3的老年人有不同程度的听力损害，若波及双耳则可表现为老年性耳聋。老年人听力障碍有一定的个体差异，男性更为明显。同时，老年人的听觉中枢对声音信号刺激的反应迟钝，声音定位能力降低。

3. 嗅觉

老年人嗅神经元数目随年龄增长而减少，使老年人嗅觉敏感性逐渐降低。

4. 味觉

老年人舌黏膜上的味觉细胞数量明显减少，导致味觉感受性逐渐降低。

5. 本体觉

老年人触觉、压觉、痛觉、温觉、震动觉、位置觉等的敏感性都有一定程度减退。

三、运动系统

骨与关节：老年人骨骼的有机成分如骨胶原、黏液蛋白减少，而无机盐如碳酸钙、磷酸钙增加，其骨的弹性及抗外力作用能力减弱，骨脆性增加，易发生骨折。老年人钙代谢紊乱，易发生骨质疏松症。

骨骼肌：老年人骨骼肌退行性病变，肌肉萎缩、肌力减退，因而易疲劳。

四、呼吸系统

1. 呼吸道黏膜功能减退

呼吸道黏膜和淋巴组织退行性变，纤毛上皮细胞及纤毛运动减少，单核巨噬细胞功能衰退，老年人易患呼吸道感染。

2. 肺顺应性下降

胸廓和肺组织退行性变，包括呼吸肌萎缩、肺弹性纤维减少、胸廓形态改变等。

3. 肺容量改变

肺活量减少、残气量和功能残气量增大，最大通气量、第一秒用力呼吸量等随年龄增大而减少。

4. 通气和换气功能改变

老年人肺的顺应性下降及支气管管壁退行性变，使肺的有效通气量不足，同时，肺血管退行性变，影响肺泡和血流气体的交换。

五、循环系统

1. 心脏

老年人心肌纤维发生脂褐质沉积，使心肌萎缩；室壁肌肉老化程度不一或结节性收缩，使心脏顺应性下降，心功能受影响；心肌间质容易发生结缔组织增生，脂肪浸润及淀粉样变等改变，心包膜下脂肪沉积增加；老年人瓣膜口狭窄或关闭不全；细胞成分减少，纤维组织增多，脂肪浸润；当心室内传导系统与心脏纤维支架间发生纤维化达到一定程度，可引起心脏传导阻滞。

2. 血管

老年人以收缩压增高为主，易发生静脉曲张；毛细血管内皮细胞减少，基底膜增厚，弹性降低，脆性和通透性增加。

六、消化系统

1. 口腔

老年人易发生口腔黏膜慢性炎症和溃疡；牙齿易脱落，发生龋齿、牙周炎以及产生酸痛；口腔的自洁作用和对淀粉的消化作用减弱；口干，说话不畅。

2. 胃

老年人胃黏膜有不同程度的萎缩，腺上皮退化，使胃酸、胃蛋白酶分泌减少，会导致胃黏膜自我保护能力下降，易发生胃部疾患。另外，老年人胃组织的自我修复能力差，疾病恢复较慢。

3. 肠

主要表现为肠黏膜、黏膜肌层及肠腺体的萎缩，使小肠吸收功能减退，影响营养物质的吸收。

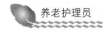

4. 肝脏和胆道系统

老年人肝实质细胞随着年龄增长而减退，肝细胞再生能力也减退，纤维组织增生，使肝体积变小，肝功能代偿功能逐步下降，容易发生肝脏脂肪性变。胆道系统退行病变主要表现在胆道黏膜萎缩，胆囊收缩功能减退。

七、泌尿系统

1. 肾脏

肾小球老化改变主要表现为上皮细胞萎缩、脂肪变性或空泡样变，基膜增厚、分层，近端肾小管缩短、容积变小，远端肾小球管集合扩张，形成憩室或囊肿。老年人肾血浆流量随年龄下降、肾小球滤过下降，导致肾脏储备功能减退。尿浓缩功能降低、尿稀释功能、肾小管重吸收与排泄功能均下降。老年人容易导致水钠潴留、酸碱失衡和急性肾衰竭。老年人肾脏内分泌功能降低。前列腺素分泌减少，导致血管收缩，血流量减少；促红细胞生成素减少可引起贫血；老年人容易发生骨质疏松和骨折，易发生药物储积中毒。

2. 膀胱

老年人膀胱肌退行性萎缩，使膀胱容量减少，易出现排尿障碍。

3. 前列腺

老年期前列腺往往增生、肥大，导致老年人排尿困难。

八、血液与造血系统

1. 骨髓

老年人骨骼造血功能明显减退，造血组织储备功能下降，干细胞储存容量减少。

2. 血液

老年人血液凝固性和血液黏稠度大多增高，易导致血小板聚集和血栓形成。

九、内分泌系统

1. 甲状腺

甲状腺维持发育和代谢的重要内分泌。老年人甲状腺体积缩小，重量减轻；老年人基础代谢率下降，脂质代谢受影响，血胆固醇水平增高。

2. 肾上腺

肾上腺老化表现为皮质和髓质细胞均随着年龄增长而减少，重量减轻；肾上腺皮质变薄，出现以纤维化为特征的退行性改变——腺体增生；老年人对低盐饮食和利尿药反应降低；老年人对突发事件应激能力下降；老年高血压发生率增高。

3. 性腺

老年男性血液中睾酮水平降低，生精能力下降，功能减退，但男性存在着较大的个体差异。老年女性则主要表现为卵巢纤维化等。

十、神经系统

老年人的神经递质合成减少，使老年人出现躯体移动障碍、智力衰退、记忆力下降、睡眠形态紊乱及语言沟通障碍。

第二节 老年人的心理特点

进入老年期后，随着人体生理功能的减退，其心理活动也出现明显变化，表现出老年人特殊的心理特点。

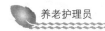

一、老年人的感知觉

感觉是人脑对直接作用于感觉器官的客观事物的个别属性的反应。如听到一种声音，闻到一种气味，看到一种颜色等，是个体最简单的心理现象。知觉是人脑对作用于感觉器官的客观事物的整体属性的反应。

1. 老年人感觉变化特点

（1）对高频声波和光波的感知能力下降快，对低频声波和光波的感知能力下降相对较慢。

（2）在感知活动中抗干扰能力较差。

（3）嗅觉感受性下降较味觉更明显。

（4）触觉、温觉和痛觉的敏感性随着年龄的增加而不断下降。

2. 老年人知觉变化特点

（1）知觉速度明显减慢，知觉的整体性、理解性、选择性都不如普通成年人。

（2）老年人对空间的知觉能力明显下降，错误发生率较高。

（3）言语知觉的速度和准确性下降。

二、老年人的记忆变化

老年人的记忆变化呈现以下特点。

（1）意义记忆保持完好，机械记忆显著下降。

（2）回忆能力的衰退较再认能力更明显。

（3）识记速度减慢，学习时间延长。

（4）短时记忆能力下降，遗忘速度加快。

（5）远事记忆良好，近事记忆衰退明显。

三、老年人的情绪变化

老年人的情绪变化有以下特点。

（1）老年人更善于调控自己的情绪，往往通过认知调节来控制自己的反应。

（2）老年人的情绪体验强烈并且持久，尤其是负性生活事件所引发的情绪体验更为深刻。

（3）老年人易产生失落感、孤独感、疑虑感、焦虑和抑郁等消极情绪。

四、老年人的社会学

各个国家对老年期的划分有一定的差异，我国的划分标准：45～59 岁为老年前期；60～89 岁为老年期；90 岁以上为长寿期。

进入老年期尤其是退休以后，不仅仅老年人的生活和工作发生了明显改变，其社会地位和角色也发生了深刻变化。面对这些变化，不同老年人会作出不同的选择和应对，其结构都会对老年人的身心健康造成很大影响。

老年人退休后，其社会关系和社会角色都将发生改变，这是一种自然现象。面对这种变化，老年人需要有一个适应过程。在这个过程中，养老护理人员给老年人一定的指导，使老年人通过自我调节来适应这种变化，避免各种压力的产生。因此，了解老年人的社会适应过程，对于做好老年人的养老护理非常重要。

第三节　老年人的营养需求

人体需要七大类营养素有蛋白质、脂肪、碳水化合物、维生素、矿物质、水和膳食纤维，这些营养素存在于各种食物之中，起到构成细胞组织和器官的重要成分，提供生命活动需要的能

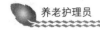

量，参与物质代谢和生理功能的调控作用。

一、蛋白质

身体的生长发育、衰老组织的更新、损伤后组织的修补等，都离不开蛋白质。此外蛋白质分解后还可提供 10% ~ 15% 的人体热能。人体蛋白质由 20 多种氨基酸组成，约一半是人体自身不能合成或合成速度很慢的，需要从食物中摄取，这些就是必需氨基酸。含有必需氨基酸种类齐全、数量充足、容易消化吸收的蛋白质就是优质蛋白。富含优质蛋白的食物有瘦肉、鸡蛋、鸡鸭肉、鱼虾类、豆类、低脂牛奶。老年人每日蛋白质摄入量 70 ~ 80 克，50% 来自优质蛋白。

二、脂肪

脂肪具有提供热能、保护内脏、促进脂溶性维生素吸收、提供必需脂肪酸、提高食欲等作用。脂肪摄入减少会影响脂溶性维生素吸收。脂肪摄入过多，不易消化，还导致肥胖症，对心血管、肝脏不利。所以，老年人脂肪摄入量一定要严格控制。一般认为，老年人膳食中摄入的脂肪产生的热量应占总热量 20% ~ 25%，不超过 30%。每日食物中所有脂肪，包括食物和烹调油料在内应少于 50 克。脂肪分为饱和脂肪和不饱和脂肪。饱和脂肪会提高血液中胆固醇含量，增加罹患冠心病机会。不饱和脂肪酸则能降低血液中胆固醇含量，起到保护作用。富含饱和脂肪酸的食物有畜产品、黄油、全脂奶、冰激凌、奶油等；富含不饱和脂肪酸的食物有红花籽油、茶油、橄榄油、葵花籽油、玉米油和大豆油等。

三、碳水化合物

碳水化合物是最容易消化吸收、最主要的能源物质，提供的能量占总能量的 56% ~68%。碳水化合物分为单元碳水化合物和多元碳水化合物。单元碳水化合物包括糖、甜点等。多元碳水化合物主要由淀粉和食物性纤维组成如谷类、薯类、水果、蔬菜等。除了供给热能外，还含有纤维素、维生素、矿物质和蛋白质。

老年人活动量随着年龄增加逐渐减少，对富有热量的食物需求量也在下降。在日常生活中，应以米饭、面食、粗杂粮、水果蔬菜等为主，控制糖果、精制点心的摄入量。老年人膳食中碳水化合物供给量为 55% ~65%，每天总量以 260 ~300 克为宜。

四、维生素

维生素分为脂溶性维生素和水溶性维生素两大类（表 2 - 1）。脂溶性维生素大部分储存在脂肪组织中，主要有维生素 A、维生素 D、维生素 E、维生素 K，它们可以在体内蓄积，过量摄入可导致中毒。水溶性维生素主要有维生素 B 族和维生素 C，它们在体内仅有少量储存，而且易排出体外，必须通过饮食经常供给。老年人较容易发生缺乏或不足的维生素主要有维生素 A、维生素 D、维生素 B_1、维生素 B_2、维生素 B_6、叶酸和维生素 C、维生素 E，食物多样化是保证足量维生素的重要措施。

表 2 - 1　各种维生素的功能、来源及供给

维生素	生理功能	主要来源	每日供给量
维生素 A	保持正常视觉和夜视，供给不足时易患"夜盲症"；保持皮肤与黏膜健康，增加皮脂腺分泌，消除皱纹；促进生长发育；增强造血系统功能；抗氧化、增强免疫力	动物肝脏、鱼肝油、奶制品、禽蛋类、有色蔬菜、水果	男性：800 微克 RE 女性：700 微克 RE （视黄醇当量）
维生素 B_1	增进食欲，促进肠胃排空；抗疲劳；维持肌肉弹性，展平皮肤皱纹	动物内脏、肉类、豆类、花生、未过分精细加工的谷类	男性：1.4 毫克 女性：1.3 毫克 可耐受最高摄入量为 50 毫克

（续表）

维生素	生理功能	主要来源	每日供给量
维生素 B_2	参与物质代谢；提高机体对环境的应激能力；保持皮肤和内膜完整、润泽皮肤	动物内脏、禽蛋类、奶类、豆类、花生、新鲜绿叶蔬菜	男性：1.4 毫克 女性：1.2 毫克
维生素 B_6	参与物质代谢，尤其是氨基酸的合成与分解	畜禽肉及其内脏、鱼类等	1.5 毫克
维生素 B_{12}	提高叶酸利用率，促进红细胞的发育和成熟，预防和治疗恶性贫血	动物内脏、发酵豆制品、新鲜绿叶蔬菜	2.4 微克
叶酸	合成血红蛋白，预防贫血	动物内脏、发酵豆制品、新鲜绿叶蔬菜	400 微克
维生素 C	防治维生素 C 缺乏病（坏血病）；提高免疫力，增强抗病力；降低胆固醇，防止动脉粥样硬化；防癌、抗癌	新鲜蔬菜和水果	100 毫克
维生素 D	促进钙、磷吸收，延缓骨质疏松	海鱼及动物内脏、蛋黄、奶油。体内转化	10 微克
维生素 E	抗氧化、抗衰老	植物油、谷类、坚果类、绿叶蔬菜	14 毫克
维生素 K	止血	肠内细菌合成、绿色蔬菜、肝脏	120 微克

五、矿物质

矿物质分为常量元素和微量元素。常量元素有钙、镁、钾、钠、磷、氯、硫 7 种；常见微量元素有铜、钴、铁、氮、碘、硒、锰、铝、锌。

1. 强健筋骨的钙和磷

钙是构成骨骼的重要成分，还有调节心脏和神经的正常活动、维持肌肉紧张度、参与凝血等作用。老年人因胃酸分泌减少、胃肠功能减退，对钙的吸收、储存及利用能力也下降，加上老年人特殊生理状态导致的维生素 D 缺乏，造成骨质疏松症，容易发生骨折。特别是妇女在绝经期后，由于雌激素分泌减少，骨质丢失速度加快，骨密度下降，更容易发生骨质疏松。因此老年人应从食物中补充一定数量的钙和维生素 D，还要多进行户外活动，多晒太阳。含钙较高的食物有奶及奶制品、海带、小虾米皮、芝麻酱、豆类、绿色蔬菜、骨粉、蛋壳粉，老年人每日钙摄入量为 1 000 毫克，骨质疏松者 2 000 毫克。

磷也是构成骨骼、牙齿和软组织的重要成分。同时还参与多种代谢过程、维持体内能量释放和酸碱平衡。磷广泛存在于动植物中，每日摄入量为 700 毫克。

2. 预防贫血的铁

铁是红细胞的组成物质，缺铁会发生贫血、免疫功能下降和新陈代谢紊乱。老年人肾功能衰退，造血功能减退，肠胃功能不好，吸收功能降低，以及有出血倾向（痔疮、肠道潜血等），体内合成血红蛋白减少，加上维生素 C、维生素 B 和叶酸摄入不足，老年人对铁的吸收利用能力下降。所以老年人比成年人需铁量要多一些。每日摄入量为 15 毫克。含铁丰富的食物有动物肝脏、动物全血、肉蛋类、豆类、绿色蔬菜。

3. 延缓记忆力减退的铜、锌、碘

铜作为多种酶的组成成分参与人体多种生理活动，如维护中枢神经系统的健康，减缓脑组织萎缩，维护记忆力和正常的思维，参与胶原蛋白的合成等。老年人每天需要铜 2 毫克。碘的主要作用是参与甲状腺素合成。老年人每天需碘 150 微克，富含碘的食物有海产品、海盐等。锌能够促进生长发育；促进机体免疫功能的发挥；促进味觉及食欲；保护视力，提高记忆力等功能。老年人每天需锌15毫克，含锌丰富的食物有动物食品、海产品、奶、蛋、坚果类等。一般来说，谷类食品占比重较大、偏食、患腹泻、肾病、急性感染、糖尿病等疾病老年人容易缺锌，应加大锌的摄入量。

4. 有助防癌的硒

硒具有抗氧化、提高免疫力、防癌、抗癌、抗衰老；保护心血管和心肌健康，预防心血管病的作用。硒在人体内无法合成，老年人需要每天从膳食中补充硒50微克。

5. 能使老年人降血糖、血脂和抗衰老的铬、镁、锰

铬能降低血糖和血液胆固醇，升高高密度脂蛋白，有利于防止动脉粥样硬化。老年人每日铬的适宜摄入量为50微克。镁能激活体内多种酶，参与体内蛋白质的合成、肌肉收缩和体温调节。老年人每日镁的需要量为350毫克左右。锰具有抗氧化功能，参与脂类和碳水化合物的代谢，提高蛋白质在人体内的吸收利用率，防止皮肤瘙痒等作用。老年人每日锰的摄入量为3.5毫克。

6. 诱发心血管疾病的钠

钠是血浆的重要成分，有维持酸碱平衡和促进细胞分解活动的重要功能。体内钠含量低于正常后容易出现头痛、乏力、恶心、血压下降等症状。但人体对钠每天最低需要量为0.5克。钠摄入过多会导致循环血量增加，易诱发高血压、心脏病。我国居民有"不咸没有味儿"的饮食习惯，普遍存在着食盐摄入量的问题，老年人应努力把每天的食盐摄入量控制在6克以下。同时，还应少吃酱油、咸菜、味精等高钠食品及含钠的加工食品等。

7. 有助降压的钾

钾除了具有降压作用，还与肌肉的正常功能关系密切，尤其

是心肌，此外还与维持细胞内正常渗透压、细胞内外正常酸碱平衡有关。膳食中必须有足够的钾供给，方能满足机体需要。老年人体内含钾量低，尤其需要注意从膳食补充。老年人每天需要钾2 000毫克。

8. 保护骨骼和牙齿的氟

氟的主要功能是防治和骨质疏松。人体骨骼固体的60%为骨盐，骨盐中的氟多时，骨质坚硬，而且适量的氟有利于钙和磷的利用及在骨骼中沉积，可加速骨骼成长，并维护骨骼健康。一般在水中含氟较高地区居民中，骨质疏松症较少。老年人每日摄入量为1.5毫克。

六、水

水具有调节、恒定体温、润滑机体，防止衰老、稀释血黏度的作用。人失水20%～25%时，生命就会结束。人体需水量随着活动量的增加而增多。老年人体内水分减少，水储备力减退，在应激情况下更容易发生脱水现象，特别是在腹泻、发热、大量出汗时更明显。老年人饮水摄入量为每千克体重30毫升，每天1 800毫升左右。

七、膳食纤维

膳食纤维是不能被人体消化吸收的多糖。具有一定的溶水性，能增加粪便的体积和重量，加快胃肠蠕动促使排便，清除体内垃圾。促进双歧杆菌的发酵作用，改善消化吸收功能。促进肠道内有益菌群生长，增强免疫力，有一定黏度，可形成胶质效应，降低餐后血糖的升高幅度，吸附胆酸，减少胆固醇的合成。中国营养学会提出了不同能量摄取膳食纤维的推荐摄入量（每日）：低能量摄取者为24.13克，中等能量摄取者为29.36克，高能量摄取者为34.5克。

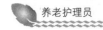
八、热量

老年人由于基础代谢率降低、体力活动明显减少，对热量的需要也会减少。老年人热量供给应以能维持理想体重为宜。60 岁以上的老年人总热量每日供应控制在男性 1 900 千卡（1 千卡：4.184 千焦耳），女性 1 800 千卡为佳。70 岁以后，可各减 100 千卡。

第四节　老年人的常见疾病

一、高血压

1. 概述

高血压病是以体循环动脉血压升高为主的临床症候群。其发病病因尚未明确，相关因素如下：

（1）家族史。遗传。

（2）生活习惯及饮食。肥胖、高钠饮食、大量吸烟饮酒、剧烈运动、便秘、摄入饱和脂肪酸过多。

（3）精神心理因素及职业。长期精神紧张、不良刺激、强脑力劳动、文化素养。

（4）其他。寒冷与环境噪声刺激、年龄增高。

2. 诊断标准

（1）正常血压。收缩压为 90 ~ 140 毫米汞柱（12 ~ 18.7 千帕），舒张压为 60 ~ 90 毫米汞柱（8 ~ 12.0 千帕）。

（2）高血压。收缩压≥140 毫米汞柱（18.7 千帕）或舒张压≥90 毫米汞柱（12 千帕）。

3. 临床表现

（1）一般表现。缓进型因植物神经功能失调而出现头痛、耳鸣、眼花、健忘、失眠等症状及脏器损伤（高血压脑病、高血压肾病）等，急进型的基本表现与缓进型相似，只是进展较快。

（2）血压波动大。

（3）容易有体位性低血压。

（4）容易发生心力衰竭。

4. 护理观察

（1）观察老人的血压变化，适时测量血压，并询问老人有无头痛、头晕等不适。

（2）观察老人的精神状况，有无情绪激动的表现。

（3）观察老人是否有良好的生活习惯，如老人的睡眠、饮食、排泄等。

5. 一般护理

（1）适当休息。除保证足够睡眠外，适当参加体力劳动以及体育锻炼，但禁止剧烈的活动或把活动集中于一天某一时间，避免长期静坐或休养。

（2）注意饮食调节。以低盐、低动物脂肪饮食为宜，避免高胆固醇食物，多食含维生素食物。不酗酒，不吸烟。

（3）保暖。

（4）保持大便通畅。

6. 心理护理

（1）了解老人性格特征和有无引起精神紧张的心理社会因素，帮助老人理解精神刺激和有害性格与高血压病的关系。

（2）训练老人善于控制情绪，养成开朗的性格。

（3）多与老人谈心，为其分忧解难，减轻心理压力。

7. 注意事项

（1）要求老人坚持低盐、低脂、低蛋白饮食，戒烟酒。

（2）鼓励老人参加适量运动，保持良好心情，避免情绪紧张。

（3）督促接受药物治疗的老人坚持服药并定期接受医生

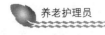

检查。

二、冠心病

1. 概念

（1）隐匿性冠心病。由于冠状动脉粥样硬化、循环不畅所致，多属冠心病的初级阶段。

（2）心绞痛。由于冠状动脉供血不足使心肌暂时缺血、缺氧而引起的临床综合征。

（3）心肌梗死。在冠状动脉病变的基础上，发生冠状动脉血供急剧减少或中断，使相应心肌严重而持久地急性缺血坏死。

2. 病因和诱因

（1）病因。冠状动脉硬化致使冠状动脉狭窄和心肌供血不足。

（2）诱因。劳累、激动、寒冷、饱餐、肥胖、吸烟、便秘、高血压、糖尿病、心律失常等。

3. 临床表现

（1）隐匿性冠心病。常无明显症状，但休息时心电图检查有缺血或损伤图形。

（2）心绞痛。胸骨后上、中段压榨性或窒息性疼痛，持续1~5分钟，可放射至左肩、左臂内侧，常伴胸闷、冷汗甚至濒死感。休息或舌下含服硝酸甘油可以缓解。

（3）心肌梗死。与心绞痛类似，但更为剧烈，时间更长，范围广泛。

先兆：发病数日至数周可有乏力、心慌、气短、胸部不适等表现。

症状：突然发生的胸骨后或心前区持续性剧痛，向左肩和上肢放射，常伴恐惧、烦躁不安、恶心、呕吐等。

并发症：心律失常、心源性休克、心力衰竭等。

4. 判断心功能状态

（1）一级。体力活动不受限制，日常活动不引起心功能不全表现。

（2）二级。重体力活动明显受限制，一般活动可引起乏力、心悸和呼吸困难等症状。

（3）三级。一般体力活动明显受限制，轻度活动即引起上述症状。

（4）四级。体力活动重度受限制，不能从事任何体力活动，即使休息也有上述现象。

5. 护理观察

（1）对于患有冠心病的老人首先要密切观察其生命体征。

（2）同时要注意观察老人口唇、颜面是否有紫绀表现及四肢远端的颜色、温度，皮肤营养、干燥或湿冷。

（3）平时还要注意老人的情绪、饮食、排泄等。

6. 一般护理

（1）鼓励老人坚持适量的轻体力劳动或适当的散步、打太极拳、练气功等运动；发作时立即就地休息，停止活动。

（2）病起的两周内卧床，发病后2~3天协助老人翻身、坐起，第四五周可逐步离床在室内缓步行动，适时进行康复指导。

（3）饮食宜少量多餐，避免过饱；进食丰富维生素、纤维素、低热量、低盐、低动物脂肪、低胆固醇，适量蛋白质，易消化清淡饮食；禁烟酒，多吃水果。如发病，一周内宜流质、半流质饮食。

（4）要保持大便通畅，避免排便用力。

7. 心理护理

因疼痛可引起烦躁、紧张恐惧，故应给予耐心、细致的解释，要安慰老人，消除老人对疾病的紧张、恐惧心理。

8. 注意事项

（1）合理安排老人作息，保持其情绪稳定。

（2）提倡老人日常随身携带保健药盒，指导硝酸甘油正确保管方法（随时注意药物有效期，药物应放在深色密闭玻璃瓶内）。

（3）康复锻炼过程中应观察有否胸痛、心悸、呼吸困难、疲劳、心律失常、脉搏增快、血压升高，一旦出现应停止康复锻炼。

三、糖尿病

1. 概述

正常人的标准空腹血糖正常值为 3.6～5.8 毫摩尔/升。糖尿病是人体内葡萄糖、脂肪及蛋白质代谢紊乱的一种全身慢性疾病，其主要特点为高血糖。糖尿病的分型：Ⅰ型糖尿病（胰岛素依赖型）、Ⅱ型糖尿病（非胰岛素依赖型）。糖尿病的临床特征如下。

（1）典型症状。多饮、多尿、多食及体重减少，即"三多一少"。

（2）其他表现。软弱、乏力、皮肤瘙痒等。

2. 护理观察

（1）有无泌尿道、皮肤、足趾、肺部等感染。

（2）有无消化道症状，呼气呈烂苹果样气味及脱水等酮症酸中毒表现。

（3）有无头昏眼花、短暂昏厥等低血糖症状。

（4）有无四肢麻木等周围神经炎表现。

（5）有无乏力、体重减轻等。

3. 一般护理

（1）督促老人要注意休息，并适当参加运动，最佳活动时间为餐后 1 ~ 1.5 小时。

（2）督促老人控制饮食，适当饮食是治疗的关键。饮食限量、定量、分餐，必要时加餐。宜予低糖、低脂、高维生素、富含蛋白质和纤维素饮食。指导老人按时服药，注射胰岛素后30分钟内进食，以免低血糖。

（3）指导老人注意个人卫生，保持全身和局部清洁，加强口腔皮肤和阴部的清洁，勤换衣裤。

4. 注意事项

（1）对患病时间长的老人注意"糖尿病足"的皮肤观察。

（2）使用胰岛素治疗的老人用量宜偏小，同时密切观察使用后的反应，预防不良反应低血糖的发生。

（3）鼓励老人适量运动，要从短时间、小运动量开始，循序渐进。方法有：定量步行，定距离或定时走与慢跑结合，练气功和打太极拳。

四、脑血管意外

1. 概述

脑血管意外是各种病因使脑血管发生病变引起急性脑部疾病的总称，包括缺血性脑血管病和出血性脑血管病，又称中风、卒中。

（1）缺血性脑血管病。

①短暂性脑缺血（TIA）：指某一区域脑组织因血液供应不足而导致的短暂的功能性障碍。

②脑血栓：在颅内外供应脑部的动脉病变的基础上形成血栓，造成脑局部急性血流中断，缺血缺氧，出现相应的神经系统症状，是常见的类型。

③脑栓塞：栓子经血液循环流入脑动脉而导致脑动脉栓塞，引起相应供血区域的脑功能障碍。

（2）出血性脑血管病。

①脑出血：指非外伤性脑实质内出血。

②蛛网膜下腔出血：是各种原因出血，血液流入蛛网膜下腔的统称。

2. 临床特征

（1）短暂性脑缺血（TIA）。根据缺血部位、范围而表现不同。颈动脉系统：对侧单肢无力或不完全偏瘫，对侧感觉异常或减退；优势半球受累时，可有感觉性或运动性失语。椎基底动脉系统：眩晕，伴有耳鸣；视觉症状为双侧性复视，共济失调、平衡障碍、言语迟钝、吞咽困难等表现。

（2）脑血栓。多伴有高血压、冠心病或糖尿病。近1/4患者有TIA病史。前期症状：头昏、头痛，常在睡眠、休息时发生。大多意识清楚，生命体征多无变化。常于1～3天达高峰。少数在6小时即达高峰，病情重，昏迷，为完全性卒中。神经系统定位体征视闭塞部位及梗塞范围而定。

（3）脑栓塞。起病急骤，数秒或数分钟内症状体征达高峰。多数为完全性卒中。起病可有头痛、偏瘫、失语、偏身感觉障碍、偏盲等，可有部分癫痫出现。可有不同程度意识障碍，但持续时间较脑出血短。其他症状取决于栓塞血管所支配的供血区的神经功能。

（4）脑出血。起病急骤，少数有前驱症状，如头晕、头痛等。头痛头晕、呕吐、意识障碍、肢体瘫痪、失语、两便失禁。血压显著升高，脑膜刺激征阳性，瞳孔不等大，眼底有动脉硬化、出血。其他症状依出血部位及出血量而定。

（5）蛛网膜下腔出血。起病急骤，可有情绪激动、用力排便、咳嗽等诱因。剧烈头痛、恶心呕吐、面色苍白、全身冷汗。脑膜刺激征明显。某些患者出现一侧动脉神经麻痹，少数可出现一侧肢体轻瘫、感觉障碍、失语等。易发生脑血管痉挛，表现为意识障碍、局限性神经系统体征、精神障碍等。

3. 护理观察

（1）观察老人生命体征以及意识、瞳孔的变化。

（2）观察老人肢体瘫痪情况、部位、程度。

（3）观察老人的情绪变化。

4. 一般护理

（1）首先要创造良好的休养环境，且冬季注意保暖，夏季注意降温。

（2）缺血性脑血管意外的患者要取头低侧卧位，头部禁用冰袋或冷敷。出血性脑血管意外的患者绝对卧床休息 4～6 周；尤其是发病后 24～48 小时避免搬动，取侧卧位，颈部抬高 30 度。

（3）对偏瘫、失语、吞咽困难、流涎、排痰不畅、视觉和感觉障碍等症状，应随时给予细致周密的相应护理，防止烫伤、冻伤、锐器伤。

（4）防治并发症，保持大便通畅，训练床上排便习惯，必要时通便；尿潴留患者严格做好留置导尿护理；保持皮肤清洁干燥，做好皮肤护理，防止压疮；保持呼吸道通畅，预防肺炎。

（5）饮食应注意给患者充足水分，食宜清淡。无吞咽困难者给予易消化、含丰富维生素、纤维素的食物；不能进食者应及早鼻饲，做好老人的口腔护理。

5. 康复护理

（1）肢体康复。发病两周后，病情开始好转。此时可根据好转情况采取姿势治疗、按摩、被动运动、意念主动运动、健肢主动运动、协调运动等，或单项进行或综合安排。患者各项功能基本恢复时，可进行一些较复杂的功能和耐力锻炼。

（2）语言康复。语言训练，按照循序渐进的原则选择适合的训练内容。多种手段反复提供语言信号的刺激，如使用录音

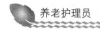

机、电视机等视听技术给予协助。保证足够长的学习时间。

6. 心理护理

脑血管意外老人都会留下不同程度的残疾，其参与社会活动的能力几乎丧失，生活自理能力也大大下降，所以他们在患病后往往难以接受这残酷的现实，会缺乏生活的信心和勇气。因此，对脑血管意外老人心理护理就显得极为重要，要时常与他们进行交流，使他们建立起战胜疾病的信心和勇气，减少思想波动，保持良好心理状态，争取早日康复。

7. 注意事项

（1）出血性脑血管病老人应就地抢救，不宜搬动和长途运送，以防止加重病情。

（2）适度进行体育锻炼，做好"五戒"：运动中戒负重练习；戒屏气使劲；戒急于求成（或活动量过大）；戒争强好胜；戒过分激动。

（3）保持良好的生活习惯，注意劳逸结合。

五、慢性支气管炎

1. 概述

慢性支气管炎是老年人的常见病，是由于感染或非感染因素引起气管、支气管黏膜及其周围组织的慢性非特异性炎症。病情迁延年久，时常有反复性感染，以至于发生支气管阻塞、肺气肿和肺源性心脏病，可进一步引起呼吸衰竭和心力衰竭。

慢性支气管炎的基本特征如下。

（1）慢性咳嗽和咳痰，一年中持续3个月以上，连续出现两年以上，并可排除其他呼吸道疾病者。

（2）病程长，病情逐渐加重。发病老人通常有长期吸烟或经常吸入刺激性气体及尘埃的病史。

（3）咳嗽、咳痰为主要症状。咳痰多为大量黏液泡沫，以每天清晨和傍晚咳痰较多，重者可出现呼吸急促。

（4）好发于寒冷季节。

2. 护理观察

（1）有无咳嗽和咳痰的症状，是否每天清晨和傍晚咳痰较多。

（2）有无呼吸急促。

3. 一般护理

（1）首先要创造良好的休养环境，保证室内空气清洁，并保持适当的湿度（50%～70%）。

（2）冬季注意保暖，防着凉。换季时，注意天气骤然变化。

（3）对吸烟的老人要劝其戒烟。

（4）安排好老人必要的休息、合理的营养和适当的户外活动、锻炼，不断提高其机体抵抗力。

（5）老人有痰要鼓励其尽可能将痰咳出。如难以咳出，可使用雾化吸入器，并鼓励多饮水。对无力排痰的老人，可以拍其背，协助排痰。有条件的可用吸痰器吸痰。

4. 注意事项

（1）患有慢性支气管炎病症的老人出现呼吸困难应及时报告医生，有条件的应立即给予氧气吸入。

（2）用吸痰器吸痰，动作要轻柔，防止鼻腔黏膜损伤。

六、骨质疏松症

1. 概述

骨质疏松症是老人常见的全身性疾病。老年人容易骨质疏松，是因为随着年龄的增长，骨质的再生能力减弱。再则，由于老人活动减少、饮食结构不合理、消化吸收不良，也使骨质钙缺乏。骨质疏松症的临床特征如下。

（1）全身部分部位不明原因的骨痛。以腰背痛最为明显，为持续性疼痛，活动时加重，休息后减轻。

（2）当背部用力时，可突发腰痛，疼痛可持续数周，容易引起脊柱压缩性骨折。

（3）由于骨质疏松，椎管压缩造成中段胸椎弯曲，导致身材变矮、驼背。

2. 护理观察

（1）有无全身部分部位不明原因的骨痛。

（2）有无发作性腰痛。

（3）有无脊柱后突。

3. 一般护理

（1）合理安排老人饮食，增加进食含钙的食物，如牛奶、奶制品、豆制品及鱼类等。

（2）安排老人做适量的户外运动，如慢跑、步行，并督促老人多晒太阳，但应避免剧烈运动。

（3）防止老人摔伤、扭伤。患骨质疏松症老人骨质的脆性增加，一旦跌倒、用力不当，极易发生骨折。

（4）鼓励老人戒烟酒。

4. 注意事项

（1）要保证患骨质疏松症老人的居室有充分的光照。

（2）要避免患骨质疏松症老人从事力所不能及的事。

七、老年性智障（阿尔茨海默病，也称 AD）

1. 概述

老年性智障是一种起病隐匿的进行性发展的神经系统退行性疾病。老年性智障的临床特征如下。

（1）个性改变。情绪不稳，冲动控制力弱，多疑，判断能力差。

（2）记忆障碍。近期记忆能力减退。

（3）智能障碍。计算、理解、记忆能力减退，一般知识的使用障碍。

（4）情感障碍。严重可出现情感淡漠。

（5）睡眠障碍。生物钟发生紊乱，日夜颠倒。

（6）语言障碍。早期呈现语言内容贫乏、唠叨、说话重复，晚期则不能认字或失语症。

2. 护理观察

（1）老人的精神状况，精神是否饱满，是否有萎靡不振的现象。

（2）老人的情绪变化，是否喜怒无常，是否有危险的举动。

（3）老人生活规律是否紊乱，饮食、排泄、睡眠、活动是否正常。

3. 一般护理

（1）保护老人安全，采取必要的安全措施。必须经常有人在旁观察照料，以保护安全。

（2）做好饮食护理，保证老人合理营养。

（3）做好排泄护理，保证老人个体及生活场所的干净整洁。

（4）做好躯体并发症的护理。

（5）训练生活自理能力。

4. 心理护理

（1）给予老人同情与理解，倡导亲情式服务。

（2）尊重和关怀老人，建立良好的护患关系。

（3）按时巡回主动与老人交流，了解情况。

5. 注意事项

预防或减少患老年性智障行为问题的发生。最常见的行为问题包括：

（1）不接受照料及指导。

（2）哭闹不停。

（3）反复谈论往事，喋喋不休。

（4）不停敲打物件，超出体力所能承受程度。

（5）不适当的性行为。

（6）在不适当的地方裸体或整日不穿衣服。

（7）囤积各种物品，如收藏大量的面包。

（8）玩粪便。

八、帕金森综合征

1. 概述

帕金森综合征又称"震颤麻痹"，是以震颤、肌强直及运动减少为主要临床特征的一种中枢神经系统疾病，多发生于中老年人。

帕金森综合征的基本特征如下。

（1）震颤。肢体静止时发生，以肢体远端为显著。

（2）强直。常为首发症状，表现为腕屈曲，手指内收，拇指对掌，肘关节屈曲，躯干前弯，行走呈"慌张步态"。

（3）运动减少。面部形成"面具脸"。一切运动都显见缓慢、减少。

2. 护理观察

（1）精神症状。有无情绪低落、焦虑，有无幻听、被害和疑病妄想。

（2）神经症状。以运动减少、肌强直、静止性震颤、流涎、皮脂溢出、语言障碍和植物精神症状等。

3. 一般护理

（1）合理安排老人休息，轻者可下地活动，鼓励早期患者多做主动运动；严重震颤麻痹和肌强直者应卧床休息，防止坠床和跌伤；对晚期卧床不起者勤翻身，多做被动运动。

（2）合理安排老人饮食，宜低胆固醇、高维生素、营养丰富的饮食。避免刺激性食物，充分供给水果、蔬菜，预防便秘。

4. 心理护理

做好耐心、细致的解释工作，给其安排听音乐、做操等娱乐活动以消除其焦虑情绪。

5. 注意事项

（1）避免老人受精神刺激，保持环境安静，以免加重震颤。

（2）防止便秘，鼓励老人多做腹肌运动，促进肠蠕动。

九、恶性肿瘤

1. 概述

恶性肿瘤是机体在各种致病因素长期作用下，某一正常组织细胞发生异常分化和无限增生的结果。这种现象一旦形成，具有向周围组织乃至全身侵袭和转移的特性，其生长变化快慢与机体免疫功能有关。随着增龄，老年人各系统和脏器发生退行性变，生理功能下降，使发生恶性肿瘤的危险性明显增加，而恶性肿瘤的发生，会促使机体进一步衰老。老年人患恶性肿瘤后，其表现常被老年人同时患有的慢性疾病所掩盖，影响早期发现。恶性肿瘤与心血管病、脑血管病已成为危害老年人的三大疾病。

2. 临床表现

因恶性肿瘤的发生部位、病理形态以及发展阶段不同，老年人患病后的表现也不同，但共同特点是：疾病早期症状很少，待发展到一定阶段后才渐渐表现出一系列症状和体征。恶性肿瘤的表现一般分为局部和全身症状两个方面。

（1）局部表现。

①肿块：由癌细胞恶性增殖形成，可在体表或深部触及，如甲状腺、腮腺、乳腺等恶性肿瘤可在皮下较浅部位触及，胃癌、胰腺癌需用力按压方可触到。

②疼痛：因癌细胞侵犯神经所致，出现疼痛往往提示癌症已

进入中、晚期。开始多为隐痛或钝痛，夜间明显，以后逐渐加重。

③溃疡：由于某些体表癌的癌组织生长快，营养供应不足，出现组织坏死后形成。如乳腺癌可在乳房处出现火山口样或菜花样溃疡，有血性分泌物，并发感染时可有恶臭。

④出血：因癌组织侵犯血管或癌组织内小血管破裂引起。如患肺癌老年人可出现咯血，痰中带血；患胃、结肠、食管癌老年人可出现便血。

⑤梗阻：癌组织迅速生长可造成梗阻。梗阻部位在呼吸道可引起呼吸困难；食管癌梗阻可出现吞咽困难；胆道部位的癌肿可阻塞胆总管引起黄疸；膀胱癌阻塞尿道可出现排尿困难等。

⑥其他：颅内肿瘤可引起视力障碍（压迫视神经）、面瘫（压迫面神经）等多种神经系统症状；骨肿瘤侵犯骨骼可导致骨折；肝癌致血浆清蛋白减少可引起腹腔积液等。

（2）全身表现。因癌细胞无限制增生，消耗体内大量的营养物质，同时释放出多种毒素，可导致人体消瘦、无力、贫血、食欲差、发热、脏器坏死、出血、合并感染、功能受损等症状。

护理人员应了解恶性肿瘤的常见表现，同时，还应注意老年人罹患恶性肿瘤后可能存在的特点：①因同时存在多种疾病，掩盖了所患肿瘤的表现，不能及时被发现；②因老年人机体功能减退，反应能力下降，致症状不典型；③因进食少和肿瘤致机体消耗增加，易导致老年人发生营养不良；④因早期无表现或表现不典型，部分老年人是在出现并发症后才被发现，情况常较严重。

3. 照护措施

（1）生活照护。饮食恶性肿瘤是一种消耗性疾病，加强营养能增强老年人的抵抗力，提高对治疗的耐受力。注意增加鸡、鱼、蛋、奶、瘦肉、豆制品等优质蛋白的摄入。饮食要以老年人喜好为原则，注意食品花样，保证清淡可口，定时、定量、少食、多餐。应低盐清淡，不食霉变食物。因新鲜的蔬菜和水果不仅含有丰富的维生素、纤维素、微量元素，还有一定的抗癌作用，故应告诉老年人多食新鲜蔬菜和水果，如胡萝卜、白菜、青椒、菠菜、香菜、韭菜、蘑菇、香菇、西红柿、紫菜、芹菜、山楂、苹果等。为老年人提供舒适安静的进餐环境，以保证老年人心情舒畅，增加其食欲，利于食物的消化吸收，进而促进健康的恢复。

运动适量、适时的运动可改善老年人的精神面貌，有利于调整机体内在功能，增强抗病能力，减少各类并发症。指导老年人根据具体情况进行适宜的活动，如对于手术后因器官、肢体残缺而引起生活不便的老年人，应早期协助和鼓励老年人进行功能锻炼，使其具备基本的自理能力和必要的劳动能力，减少对他人的依赖。

（2）心理照护。患恶性肿瘤的老年人一般依赖性强、被动性重、自尊心强、疑心重、主观感觉异常、情绪易激动，护理人员应充分了解老年人的心理活动，给老年人以心理上的安慰和精神上的支持。鼓励老年人摆脱恐惧情绪，以积极乐观的态度对待生活，对待自己和亲人，适当参加社会活动，承担力所能及的劳动，促进生命活力，达到康复的目的。各种精神刺激、情绪波动可促进肿瘤的发生和发展，指导老年人保持良好的心态，避免不良情绪。

（3）镇痛照护。约70%的恶性肿瘤老年人在病程的某一阶段会感到疼痛，其中70%～80%是中、重度疼痛。对患恶性肿瘤老年人疼痛的判断标准是"老年人说痛，就是痛；老年人说有多痛，就是有多痛"。对患恶性肿瘤老年人治疗的目标之一就是要让老年人无痛。因此，镇痛药物不限制使用，但要根据相关程序进行。恶性肿瘤镇痛治疗要严格遵循 WHO 的三阶梯阵痛原则：轻度疼痛者选用解热镇痛类的镇痛剂，如吲哚美辛、布洛芬

（芬必得）等；中度疼痛者应选用弱阿片类药物，如曲马多片、布桂嗪（强痛定）等；重度疼痛者则应选用强阿片类药物，如吗啡、哌替啶等。护理人员应了解老年人所用的镇痛药物，根据医嘱在老年人需要时及时帮助其用药。

（4）治疗照护。鼓励老年人积极配合恶性肿瘤的继续治疗，勇敢面对现实，克服化疗带来的身体不适，坚持接受化疗。督促老年人根据医嘱按时用药和接受后续治疗，以缓解临床症状、减少并发症、降低复发率。

第三章　老年人的生活照料

第一节　老年人的清洁卫生

一、洗脸

护理员仪容、仪表整洁大方，操作前清洗双手。

准备：脸盆、毛巾、热水、洗面乳及润肤霜。

步骤1　护理员先向老人解释，关闭门窗，防止受凉。

步骤2　摇高床头，将大毛巾围于老人颔下，将脸盆放在床旁椅上，倒入温水并试水温。

步骤3　将小毛巾放入脸盆浸湿，把毛巾挤干对折四层。由内眦（眼角，上下眼睑的接合处）向外眦擦洗眼睑。

步骤4　将毛巾清洗后用包手法擦洗额部、鼻翼、脸颊、耳廓、耳后至颔下。必要时用洗面乳清洁，清水洗净。

包手法：围绕于手心和4个手指折叠，包紧后用大拇指压住，以4个手指为中心，远端毛巾反折于手心。

步骤5　将毛巾铺于老人手下，分别用毛巾擦洗双手，洗净后撤去毛巾。

步骤6　帮助老人涂上面霜，安置老人于舒适体位，整理用物。

注意事项

（1）尽量协助、鼓励老人自行洗脸，避免功能退化。

（2）毛巾不互用，洗脸、洗脚毛巾分开使用，定期消毒，预防交叉感染。

（3）清洁眼部时，避免压迫眼球。

（4）洗后协助女性老人化淡妆，鼓励"老来俏"。

二、梳头

护理员仪容、仪表整洁大方，操作前清洗双手。

准备：干毛巾、梳子、牛皮筋或发绳。

步骤1 护理员先跟老人解释，协助老人坐起，将毛巾围于老人肩上。

步骤2 散开头发，一只手压住发根，一只手持梳子从发根梳到发梢。

步骤3 长发打结者，可用少量清水或酒精湿润后，先从发梢至发根逐步梳理顺畅后，再从发根到发梢梳理整齐。

步骤4 如遇卧床老人，可将毛巾铺于枕上，梳头时可先梳一侧，再梳理另一侧。梳好头发后，安置老人于舒适体位。

注意事项

（1）协助、鼓励老人自行勤梳头，可提供长柄梳子，方便老人梳理。

（2）梳头时避免损伤头皮。

三、清洁口腔

（一）协助老年人漱口

步骤1 工作准备：

（1）环境准备。室内环境清洁，温湿度适宜。

（2）护理员准备。服装整洁，洗净双手。

（3）老年人准备。老年人平卧于床上。

（4）物品准备。水杯、吸管、弯盘或小碗、毛巾各一件，必要时准备润唇油。

步骤2　沟通：向老年人解释以取得配合。

步骤3　摆放体位：协助老年人取侧卧位，抬高头、胸部，或半坐卧位，头面部侧向护理员。将毛巾铺在老年人颌下以及胸前部位，以免水渍打湿枕巾、被褥。将弯盘或小碗放置于口角旁。

步骤4　协助漱口：水杯内盛接清水2/3满，递到老年人口角旁，直接含饮或用吸管吸饮漱口水至口腔后闭紧双唇，用一定力量鼓动颊部，使漱口水在牙缝内外来回流动冲刷。轻吐漱口水至口角边的弯盘或小碗内，反复多次，直至口腔清爽，用毛巾擦干口角水痕，必要时涂擦润唇油。

步骤5　整理用物：整理床单位，清洁用物，放回原处。

注意事项

（1）每次含漱口水的量不可过多，避免发生呛咳或误吸。

（2）卧床老年人漱口时，口角边垫好毛巾避免打湿被服。

（二）协助老年人刷牙

步骤1　工作准备：

（1）环境准备。室内环境清洁，温湿度适宜。

（2）护理员准备。服装整洁，洗净双手。

（3）老年人准备。老年人平卧于床上。

（4）物品准备。牙刷、牙膏、漱口杯、毛巾、橡胶单（塑料布）、脸盆各一个，必要时准备润唇油一支。

步骤2　沟通：携带用物到老人床旁，向老人解释以取得合作。

步骤3　摆放体位：协助老年人取坐位，将橡胶垫铺在老年人面前，放稳脸盆。

步骤4　指导刷牙：在牙刷上挤好牙膏，水杯中盛清水2/3满，递给老人水杯以及牙刷，叮嘱老年人身体前倾，先饮一小口水漱口，湿润口腔，再进行刷牙。上下牙齿咬合，采用竖刷法刷洗牙齿外侧面；张开口腔，上牙从上向下刷，下牙从下向上刷，刷洗牙齿内侧面，螺旋形刷洗牙齿咬合面，还可用刷毛轻轻按摩牙龈，刷牙时间不少于3分钟，刷牙完毕，含水再次漱口，用毛巾擦净老年人口角水渍。

步骤5 整理用物：撤去用物，根据老年人需要保持坐位或变换其他体位，必要时涂擦润唇油。

注意事项

（1）脸盆放稳，避免打湿床铺。

（2）刷牙时叮嘱老年人动作轻柔，以免损伤牙龈。

（三）使用棉棒擦拭清洁口腔

步骤1 工作准备：

（1）环境准备。环境整洁，温湿度适宜。

（2）护理员准备。服装整洁，洗净并温暖双手，必要时戴口罩。

（3）老年人准备。老年人平卧于床上。

（4）物品准备。漱口杯、大棉棒、毛巾、污物碗各一个，必要时备润唇油一支。

步骤2 沟通：向老年人解释以取得合作。

步骤3 摆放体位：备齐用物，携至床旁，协助老年人取侧卧位或者平卧位，头偏向一侧（朝向护理员），毛巾铺在老年人颌下以及胸前，污物碗放置于枕边。

步骤4 擦拭口腔：每取一根棉棒，蘸适量漱口水擦拭口腔一个部位，首先擦拭湿润口唇，叮嘱老年人牙齿咬合，擦拭牙齿外侧面（由内而外纵向擦拭至门齿）叮嘱老年人张开口腔，分别擦拭牙齿各内侧面，咬合面；轻轻按压牙龈；分别擦拭颊部；最后逐步擦拭上颚、舌面、舌下，叮嘱老年人再次张口，检查口腔是否擦拭干净。用毛巾擦净老年人口角水渍。

步骤5 整理用物：撤去用物，整理床单位，必要时口唇涂擦润唇油。

注意事项

（1）棉棒蘸水后在杯壁上轻轻按压，以免与牙齿接触后，漱口水挤出流入气管引起呛咳。

（2）一个棉棒只可以使用一次，不可反复蘸取漱口水使用。

（3）擦拭上颚以及舌面时，位置不可太靠近咽部，以免引起恶心，不适。

（四）为老年人摘戴义齿

步骤1 工作准备：

（1）环境准备。环境整洁，温湿度适宜，关闭门窗，必要时遮挡屏风。

（2）护理员准备，服装整洁，洗净并温暖双手，必要时戴口罩。

（3）老年人准备，老年人取坐位或者卧位。

（4）物品准备，水杯一个，纱布数块。

步骤2 沟通：向老年人解释以取得合作。

步骤3 摘取义齿：护理员叮嘱老年人张口，一只手垫纱布轻轻拉动义齿基托一次将义齿取下。上牙轻轻向外下方拉动，下齿轻轻向外上方拉动，上下均为义齿，先摘取上方，再摘取下方。清洗义齿后将其放在清洁冷水杯中保存。

步骤4 佩戴义齿：护理员将盛装义齿的水杯在流动自来水下冲洗后，放于老年人的床头桌上，叮嘱老年人张口，一只手垫纱布取义齿，轻轻上推义齿基托将义齿佩戴。叮嘱老年人上下咬合数次，使义齿与牙组织完全吻合。

注意事项

（1）对意识不清的老年人应将义齿取下，刷洗干净，放于清洁凉水中保存。

（2）义齿不可泡在热水、酒精中保存。

（3）佩戴义齿的老年人不宜咀嚼过硬或者过黏的食物。

（4）摘带义齿，不可用力过大，以免损伤牙龈，摘取不下来时可轻推卡环。

（5）佩戴义齿时叮嘱老年人不要用力咬合，以防卡环变形或义齿折断。

（五）为老年人清洁义齿

步骤1 准备工作：

（1）环境准备。环境整洁，温湿度适宜，关闭门窗，必要时遮挡屏风。

（2）护理员准备。服装整洁，洗净双手。

（3）物品准备。义齿，水杯一个，软毛牙刷一把，自来水设备、义齿清洗剂或假牙清洁片，纱布数块。

步骤2 刷洗义齿：护理员在晚间或者老年人睡前协助其取下义齿，放置于水杯中，打开水龙头，左手垫纱布捏住义齿，右手用牙刷刷去义齿上的食物残屑并冲洗干净。

步骤3 浸泡义齿：护理员刷洗水杯，取义齿清洁液 5～10 毫升倒入杯中，加入温水至液面浸没义齿。未使用义齿清洁液可直接在水杯中盛装清洁冷水，将义齿浸泡其中。

步骤4 刷洗义齿：次日，用流动水冲洗，同时用牙刷刷去义齿上浮垢至清洁，再协助老年人戴上义齿。

注意事项

（1）刷洗义齿的牙刷的刷毛不可太过坚硬，以免损伤义齿表面。

（2）义齿的各个面都应刷洗干净。

四、床上洗头

护理员仪容、仪表整洁大方，操作前清洗双手。

准备：床上洗发器、毛巾、大毛巾、橡胶单、洗发液、梳子、热水、污水桶和吹风机。

步骤1 护理员携带用物至老人床边，向老人解释，关好门窗，调节室温。

步骤2 洗头时，先协助老人斜角平卧，将橡胶单及大毛巾铺于枕上。

步骤3 松开衣领向内折，取毛巾围于老人颈部，将枕头下移至老人肩背部。另一只手将床上洗发器垫于老人头下，洗发器的排水管下接污水桶。

步骤4 棉球塞双耳，纱布盖眼，松开老人头发，测试水温。

步骤5 嘱咐老人闭双眼，先冲少量温水，询问老人水温是否合适。

步骤6 用温水冲湿头发，涂擦洗发液，用指腹揉搓头发并按摩头皮，再用温水洗净，取下纱布。

步骤7 用颈部毛巾擦净面部并包裹头发，护理员一只手托住头部，另一只手撤去洗发器，将枕头移回老人头下。

步骤8 用毛巾擦干头发，再用吹风机吹干，梳理整齐，取出耳内棉球，撤去橡胶单及大毛巾。

步骤9 协助老人取舒适卧位，整理老人衣服和被褥，整理用物，开窗通风。

注意事项

（1）先测水温后冲洗，防止烫伤。

（2）防止洗发水入眼内、耳内引发不适。

（3）注意室温，洗后及时吹干头发，防止受凉。

五、会阴清洁

护理员仪容、仪表整洁大方，操作前清洗双手。

准备：一次性垫布、盆具、热水、毛巾、清洁内裤、便盆和一次性手套。

步骤1 进行会阴清洁前，先向老人解释，并关好门窗，拉上窗帘，注意遮挡老人，调节室温。

步骤2 在老人臀下垫一次性垫布，脱下对侧裤管盖于近侧腿上，倒好热水，测试水温。

步骤3 棉被盖于对侧腿上，协助屈膝仰卧位，暴露会阴部。

步骤4

（1）运用擦拭法。护理员戴一次性手套，将毛巾浸湿，拧至半干，对折四层，从会阴上部向下至肛门擦洗干净，每层清洁面只能擦洗一次。如老人能自行擦洗，将毛巾拧半干后交老人自行擦洗。

（2）运用冲洗法。护理员一只手托臀，另一只手将便盆放于老人臀下。一只手持水壶将温水从上倒下，注意先倒少许，询问水温。另一只手戴手套，拿毛巾从上到下擦洗会阴至清洁，擦干。

步骤5 撤去便盆、橡胶单、中单，更换内裤，整理衣被和床单。将老人安置于舒适体位。

注意事项

（1）注意保护老人隐私。

（2）注意保暖，防止受凉。

（3）擦洗由上到下，由前向后，避免往后擦拭，预防尿路感染。

（4）清洁会阴毛巾专用，预防交叉感染。

六、床上洗脚

护理员仪容、仪表整洁大方，操作前清洗双手。

准备：橡胶单、洗脚盆、热水、大毛巾、毛巾、润肤霜，软枕。

步骤1 护理员协助卧床老人洗脚，要注意关闭好门窗，调节室温，以免老人受凉。

步骤2 将热水倒入脚盆内，测试水温。协助老人仰卧位，掀开盖被，被尾向上折，屈膝，取一软枕垫在老人膝下，将橡胶单和大毛巾依次铺于足下。

步骤3 将老人裤管向上卷至膝部，放洗脚盆于大毛巾上，放入毛巾后将一只脚放入水盆内，询问水温，双足浸泡温水中。

步骤4 护理员用毛巾依照脚踝部、脚背、足底、趾缝的顺序擦洗足部。必要时先用香皂或其他清洁剂涂擦清洁，清水洗净，擦干。

步骤5 撤去盆具，用大毛巾擦干双足，检查老人脚趾甲是否需要修剪。必要时擦适量润肤霜，以防止老人双足皮肤干燥开裂。最后将裤腿放下，撤去大毛巾和橡胶单及软枕，整理床单位，将老人安置于舒适卧位。

注意事项

（1）注意预防趾甲划破皮肤或烫伤。

（2）根据老人习惯涂软膏保护，防止足部皮肤干燥开裂。

七、床上擦浴

护理员仪容、仪表整洁大方，操作前清洗双手。

准备：水盆3个（洗澡盆、洗会阴盆、洗脚盆）、热水、毛巾3块（擦澡巾、清洁会阴毛巾、洗脚毛巾）、浴巾、洗面奶、沐浴液、清洁衣裤、梳子、橡胶单、污水桶等。

床上擦浴一般以自上而下的顺序进行。

步骤1 护理员先向老人解释，有需要者要先协助如厕，关好门窗，拉好窗帘保护老人隐私，冬季应将室温调至24~26℃。

步骤2 擦浴前，让老人平卧，松开盖被，然后倒热水，测试水温。

步骤3 按洗脸法清洁脸部和颈部。

步骤4 擦洗上肢：

（1）脱去老人上衣，盖好被子，臀下铺浴巾，小毛巾蘸湿分别用浴液、清水擦洗（肩、腋下、上臂、前臂）。

（2）将手浸于脸盆热水中，洗净指间及指缝，用臂下浴巾轻轻擦干。同法洗另一侧上肢。

步骤5 擦洗胸腹：

（1）棉被向下折叠，浴巾直接盖于胸、腹部。

（2）一只手裹擦洗毛巾，另一只手略掀起大毛巾，分别用沐浴液、清水擦洗前胸、腹部，然后用浴巾擦干，盖上棉被。

步骤6 擦洗背部：

（1）协助老人侧卧，将背部棉被向上折，暴露背、臀部，浴巾铺于背、臀下。

（2）分别用浴液、清水由腰骶部螺旋形向上至肩部擦洗全背，再擦洗臀部，用浴巾擦干，更换清洁上衣。

步骤7 擦洗下肢：

（1）脱下裤子，棉被盖于对侧，在近侧下肢下铺浴巾。

（2）一只手裹毛巾分别用浴液、清水擦洗髋部、大腿、膝部、小腿，用浴巾擦干。同法洗对侧。

步骤8 按会阴清洁法、洗脚法清洁会阴和足部。

步骤9 帮助老人换上清洁裤子，安置舒适体位。

注意事项

（1）注意保护老人隐私。

（2）注意室温，防止受凉。

（3）洗脸、洗脚、洗会阴的毛巾、盆具分开使用。

（4）能活动的老人尽量采取淋浴方式，有条件者可使用沐浴床。

（5）洗后涂润肤霜，预防皮肤瘙痒。

第二节 老年人的衣被整理

一、穿脱衣裤

护理员仪容、仪表整洁大方，操作前清洗双手。

准备：干净衣裤。

步骤1 护理员在帮助老年人穿脱衣裤时，要先与老人沟通穿什么衣服，征得老人同意。穿脱衣裤前，要先关好门窗，调节室温，移开床旁桌椅。

步骤2 先将盖被下折。脱开襟衫有两种方法。

（1）先将纽扣解开，协助老人脱去健侧衣袖，将上衣平整地掖于老人身下，协助老人侧卧，再脱下患侧衣袖，协助老人平卧。

（2）先将纽扣解开，一只手抬起老人的肩颈部，另一只手将衣领向下拉，先脱去健侧衣袖，再脱患侧衣袖，协助老人屈膝抬臀，从腰骶部拉出衣服。

步骤3 脱套头衫：将上衣拉至胸部，协助老人健侧手臂上举，顺势脱出袖子。一只手托老人颈部，另一只手将衣服从头上脱出，最后脱出患侧衣袖。

步骤4 穿套头衫时，辨清衣服的前后，护理员一只手从衣服袖口处穿入至衣服下摆，手握老人手腕，另一只手将衣袖轻轻顺着老人手臂穿至肩部，用同样的方法穿好另一侧衣袖。一只手托起颈肩部，另一只手套入衣领，整理衣服。

步骤5 穿开襟上衣有两种方法。

（1）先将患侧上肢衣袖拉至肩部，然后协助老人健侧卧位，余下衣服和袖子塞于身下，翻身平卧，从身下拉出衣袖，协助穿好健侧，扣上纽扣，整理衣服。

（2）两侧衣领和对应衣摆合成"一"字形。协助老人屈膝，一只手托起腰部，另一只手将衣服横穿过腰骶部，穿好两侧衣袖；一只手抬起老人肩颈部，另一只手轻轻将衣领提拉至颈部，扣好纽扣，整理衣服。盖好盖被。

步骤6 脱裤子：松开裤带，协助老人屈膝，如果老人可以合作，可请老人稍抬臀部，退下裤腰，将裤子退至脚踝，另一只手将裤子脱出。用同样的方法脱另一侧。

步骤7 穿裤子时，护理员一只手从裤管口伸入到裤腰口，轻握老人脚踝，另一只手将裤管向上提拉，同法穿好另一侧，向上提拉至臀部，可请老人稍抬臀部，将裤腰穿好，整理裤子。盖好盖被。移回床旁桌椅，将老人安置于舒适卧位。

注意事项

（1）遵照方便、不损伤的原则脱衣裤。

（2）创造条件，尽量协助老人自行穿脱衣裤。

（3）不强拉硬拽，防止骨折、关节脱位等意外事件发生。

二、铺床

护理员仪容、仪表整洁大方，操作前清洗双手。

准备：床褥、棉胎、枕芯、枕套、大单、被套。

步骤1 先将物品依次放于床尾椅上，移开床旁桌，检查床铺，铺好床褥。

步骤2 取大单，依次于床上散开，先铺一侧床头，再铺床尾，然后于中间将床单平整塞入床垫下。转对侧铺好床头、床尾，四角包紧，中线对齐，床面平整。

步骤3 取被套，齐床头，对中线，依次散开，尾部开口处分开，放入S形折叠的棉胎，于被套内展开棉胎，系好开口处系带。盖被齐床头，两侧边缘内折平床沿，尾端内折平床尾。盖被要平整无虚边。

步骤4　取枕芯、枕套，双手从枕套内面捏住枕芯的一端，枕套往下拉，套住枕芯，四角充实，拍松枕头，开口背门放置。移回床旁桌椅。正确折叠和打开大单和被套的方法：

折叠大单：将大单两侧对折再对折，中线朝内，两端向中线对折再对折。展开大单：毛边对齐中线看，朝两侧打开。

折叠被套：将被套两边对折再对折，中线朝内，两端沿中线对折再对折。展开被套：被头齐床头，毛边对齐中线，朝床尾打开，再打开两侧。

注意事项

（1）治疗、进食半小时前停止铺床活动。

（2）铺床前检查床上各部件，如有损坏应先修理。

三、帮助卧床老人更换床单

护理员仪容、仪表整洁大方，操作前清洗双手。

准备：大单、中单、枕套、床刷和床刷套。

步骤1　帮助卧床老人更换床单前，先协助老人如厕，关好门窗，拉好窗帘。刚换床单时，先向老人解释，移开床旁桌，将床旁椅放于床尾。

步骤2　放下近侧床栏，移枕于对侧，协助老人翻身，背对护理员，观察尾骶部等骨突处皮肤是否正常。

步骤3　松近侧大单，将污中单向上卷起塞入老人身下，橡胶中单扫净后搭在盖被上，污大单向上卷起塞入老人身下，用床刷从床头到床尾扫净床褥。

步骤4　将清洁的大单中线与床中线对齐展开，对侧床单向下卷入老人身下，铺近侧大单。放下橡胶中单，中单中线对齐铺在橡胶中单上，对侧中单向下卷入老人身下，近侧中单连同橡胶中单一并塞入床垫下。

步骤5 协助老人平卧，移枕于近侧，向近侧翻身，拉起床栏。

步骤6 护理员转至对侧，放下床栏，松床基，将污中单向内卷起放入治疗车下层的污物架。橡胶中单扫净后搭在盖被上，用同样的方法取下大单，从床头到床尾扫净床褥，依次将大单、橡胶中单、中单拉平铺好。协助老人平卧，整理近侧被套，拉起床栏。

步骤7 护理员转至对侧，整理被套，被尾内折平床尾，最后更换好枕套。将老人安置于舒适的卧位，移回床旁桌、床旁椅，开窗通风。

注意事项

（1）给老人翻身时动作稳妥，注意安全。

（2）注意保暖，保护老人隐私。

（3）老人身上有鼻饲管、导尿管等导管时，要先固定好导管，防止脱落。

（4）护理员注意节力原则，系好护腰腰带做好自身保护。

第三节　老年人的体位移动

随着老龄化、高龄化的加剧，失能和半失能老人日趋增加。对于这些老人，倘若不能得到很好的照护，则会大大降低他们的生活质量。体位移动就是主要针对一些失能和半失能老人而进行的护理工作。

一、翻身叩背

护理员仪容、仪表整洁大方，操作前清洗双手。

准备：3个软枕。

步骤1 护理员先向老人解释，移开床头柜，放平床头、床尾支架，松开盖被。

步骤2　放下近侧床栏，移枕头于近侧，一只手托老人颈肩部，另一只手托腰背部，将老人上半身移向近侧；然后一只手托腰部，另一只手托大腿，将老人的下半身移向近侧，拉起近侧床栏。

步骤3　护理员转至对侧，放下床栏，协助老人屈膝，一只手扶老人肩部，另一只手扶胯部，将老人轻轻翻身至护理员侧。翻身后，将枕头移回老人枕下，在老人胸前垫一软枕，上侧腿略向前方屈曲，下侧腿微屈，两膝之间，垫一软枕。

步骤4　护理员观察老人背部皮肤，检查有无压疮后帮助老人叩背，一只手扶老人肩部，另一只手叩背。叩背时将手固定成背隆掌空状态，有节奏地自下而上、由外而内叩打背部3分钟左右。

步骤5　最后，在老人的背部放一软枕，调整卧位，拉上床档，整理床单位。

注意事项

（1）注意保暖、防止受凉。

（2）餐后不宜叩背，叩背时注意避免叩击脊柱和肾区。

（3）翻身尽量向护理员侧翻身，严防坠床。

（4）老人身上有导管时，要先固定好导管，防止脱落。

二、移向床头

护理员仪容、仪表整洁大方，操作前清洗双手。

步骤1　护理员协助老人移向床头，先向老人解释。护理员系好护腰带，然后放平床头、床尾支架，移开床旁桌。

步骤2　协助老人去枕仰卧位，将枕头横立于床头。

步骤3　协助老人移向床头有两种方法：

（1）一人法。若老人能配合可让老人双手握住床头护栏，双膝屈曲，两脚蹬于床上。护理员一只手托住肩背部，另一只手托住老人腰骶部，可叮嘱老人双脚用力蹬床面，合力移向床头。

（2）二人法。两名护理员分别站在床同侧，一人托起肩颈部、背部，另一人托起腰骶部、膝部，合力将老人移向床头。

步骤4 护理员将枕头移至老人枕下，整理床单位。

注意事项

（1）合力将老人向床头移位时，特别要预防头部损伤。

（2）遵从节力原则。

（3）老人身上有导管时，要先固定好导管，防止脱落。

三、平车或担架搬运法

护理员仪容、仪表整洁大方，操作前清洗双手。

准备：平车、枕头和被褥等用物。

步骤1 护理员搬运老人时，先检查平车是否完好。向老人解释后，移开床旁椅进行搬运。

步骤2 搬运老人的方法一般有四种：

（1）一人搬运法。平车头端与床尾程度钝角，固定平车。向老人解释，将被子折叠于床尾，护理员扶老人坐起，嘱老人双臂环抱护理员颈部，一只手臂自腋下伸入，另一只手自大腿伸入，用力抱起老人，将老人稳妥抱至平车上，盖好盖被。

（2）二人搬运法。平车头端与床尾呈钝角，固定平车。两名护理员站在床同侧，嘱老人手臂抱于胸前，甲托住老人肩部和腰部，乙托起老人臀部和双腿，两人配合呈扇面打开状移动，将老人稳妥抱至平车上，盖好盖被。

（3）三人搬运法。平车头端与床尾呈钝角，固定平车。固定平车。三名护理员站于床同侧，嘱老人双臂抱于胸前，甲托住老人头部和背部，乙托住腰部和臀部，丙托住双腿和双足，三人配合呈扇面打开状移动，将老人稳妥抱至平车上，盖好盖被。

（4）四人搬运法。将软担架放于老人身下，平车与床并排靠拢，固定平车。甲站在床头托住老人头部，乙站于床尾托住老人双脚，丙站立于床上，丁站立于平车侧，双手紧握软担架两端，四人配合平稳将老人移至平车上，盖好盖被。

注意事项

（1）搬运老人时注意安全，上下平车，先固定车轮。

（2）护理员系好腰带，注意节力，做好自我防护。

四、轮椅使用

护理员仪容、仪表整洁大方，操作前清洗双手。

准备：轮椅、外衣，必要时准备毛毯。

步骤1 先检查轮椅，向老人解释，移开床尾椅，推轮椅至床旁，使轮椅与床呈 30～45 度角或椅背和床尾齐平，拉好手刹，固定轮椅。

步骤2 协助老人移向近侧。护理员立于老人右侧，一只手至颈肩处，另一只手至老人膝外侧，扶老人坐起，协助老人穿衣穿鞋。

步骤3 让老人双手放在护理员的肩上，护理员的两手抱住老人腰部，双脚和双膝抵住老人双脚、双膝的外侧，协助老人站立，缓慢旋转身体，坐于轮椅上。调整坐姿，系好安全带，翻下踏脚板，根据需要盖上毛毯。松手刹，推轮椅。

轮椅推行技巧：

（1）上斜坡时，护理员须站在轮椅的后方。将轮椅直接向上推。若老人身体较重，可召唤另一位同事帮助。

（2）下斜坡时，调转轮椅方向，轮椅倒退下行，护理员面对轮椅控制速度，注意观察背后情况。

（3）上台阶时，要将轮椅正对台阶，踩下后倾杆，轮椅后

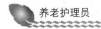

倾、前推。

(4)下台阶时，将轮椅背对台阶，护理员用大腿抵住轮椅，缓慢下行。长时间坐轮椅的老人，每隔30分钟至1小时进行臀部减压，并使用气垫。

注意事项

(1)选择合适的轮椅，使用前先检查。

(2)保护好老人，严防跌出轮椅。

(3)避免长时间坐轮椅，防止压疮。

(4)老人坐起、站立，动作宜慢，防止体位性低血压。

第四节　老年人的饮食护理

一、老年人进食须知

1. 进食时间

根据老年人生活习惯，合理安排进餐时间。一般早餐时间为上午6—7时，午餐时间为中午11—12时，晚餐时间为下午5—7时。

2. 进食频次

老年人除了一日三餐正常摄食外，为了适应其肝糖原储备减少及消化吸收能力降低等特点，可适当在晨起，餐间或睡前补充一些糕点、牛奶、饮料等。

3. 进食量

适宜的进食量有利于维持正常的代谢活动，增强机体的免疫力，提高防病抗病能力。老年人每天进食量应该根据上午、下午、晚上的活动量均衡地分配到一日三餐中。

主食"宜粗不宜细"：老年人每日进食谷类200克左右，并适当地增加粗粮的比例。

蛋白质宜"精"：每日由蛋白质供给的热量，应占总热量的13%～15%，可按照每千克体重1～1.5克计算。

脂肪宜"少"：老年人应将由脂肪供给的热量控制在20%～25%。每日烹调油20克左右，而且以植物油为主。但是，脂肪也不能过少，否则会影响脂溶性维生素的吸收。

维生素和无机盐应"充足"。

老年人要多吃新鲜瓜果、绿叶蔬菜，每天不少于300克，这是维生素和无机盐的主要来源。

4. 进食速度

老年人进食速度宜慢，有利于食物的消化和吸收，同时，预防在进食过程中发生呛咳或者噎食。

5. 进食温度

由于老年人唾液分泌减少，口腔黏膜抵抗力低，因此不宜食用过热食物；进食过冷，容易伤脾胃，影响食物消化吸收。食物以温热不烫嘴为宜。

二、为老人摆放进食体位

步骤1 工作准备：

（1）环境准备。环境整洁，温湿度适宜，无异味。

（2）护理员准备。服饰整洁，洗净双手。

（3）老年人准备。询问老年人进食前是否需要大小便，根据需要协助排便，协助老年人洗净双手。

（4）物品准备。根据需要准备轮椅或床上支具（靠垫，枕头，床具支架等）。

步骤2 沟通：向老人说明进食时间和本次进餐食物，询问有无特殊要求。

步骤3 摆放体位：护理员根据老年人自理程度及病情采取适宜的进食体位。

（1）轮椅坐位（适用于下肢功能障碍或行走无力的老年人）。轮椅与床呈30度夹角，固定轮椅，抬起脚踏板。护理员叮嘱老年人将双手环抱护理员脖颈，双手环抱老年人的腰部或腋下，协助老年人坐起，双腿垂于床下，双脚踏稳地面，再用膝部抵住老年人的膝部，挺身带动老年人站立并旋转身体，使老年人坐在轮椅中间，后背贴紧椅背，将轮椅上的安全带系在老年人腰间。

（2）床上坐位（适用于下肢功能障碍或行走无力的老年人）。护理员按上述环抱方法协助老年人在床上坐起，将靠垫或软枕垫于老年人后背及膝下，保证坐位稳定舒适。床上放置餐桌。

（3）半卧位（适用于完全不能自理的老人）。使用可摇式床具时，护理员将老年人床头摇起，抬高至与床具水平面呈30度~45度角。使用普通床具时，可使用棉被或靠枕支撑老年人使其上身抬起。采用半卧位时，应在身体两侧及膝下垫软枕以保证体位稳定。

（4）侧卧位（适用于完全不能自理的老年人）。使用可摇式床具时，护理员将老年人床头摇起，抬高至与床具水平面呈30度角。护理员双手扶住老年人的肩部和髋部，使老年人面向护理员侧卧，肩背部垫软枕或楔形枕。一般宜采用右侧卧位。

步骤4 准备进餐：护理员为老年人穿戴好围裙或在颌下及胸前垫好毛巾准备进餐。

注意事项

（1）护理员协助老人摆放体位前应做好评估。

（2）摆放体位时动作轻稳，保障安全。

（3）辅助器具使用前，检查其是否处于安全完好的备用状态。

三、协助老人进食

步骤1 准备工作：

（1）环境准备。环境整洁，温湿度适宜，无异味。

（2）护理员准备。服装整洁，洗净双手。

（3）老年准备。

①询问老年人进食前是否需要大小便，根据需要协助排便。

②协助老年人洗净双手。

③协助老年人戴上义齿。

④协助老年人服用餐前口服药。

（4）物品准备。餐具、食物、围裙、手帕或者纸巾、小桌、清洁口腔用物。

步骤2 沟通：向老年人说明进食时间和本次进餐食物，询问有无特殊需要。

步骤3 摆放体位：护理员根据老年人自理程度以及病情采取适宜的进食体位（如轮椅坐位、床上坐位、半坐位、侧卧位等）。为老年人戴上围裙或者将毛巾垫在老年人颌下或胸前部位。

步骤4 协助进餐：护理员将已经准备好的食物盛入老年人的餐具中，并摆放在餐桌上。

（1）鼓励能够自己进餐的老年人自行进餐。指导老年人上身坐直并稍向前倾，头稍向下垂，叮嘱老年人进餐时细嚼慢咽，不要边进食边讲话，以免发生呛咳。

（2）对于不能自行进餐的老年人，由护理员喂饭。护理员用手触及碗壁，感受并估计食物温热程度，以汤勺喂食时，每喂食一口，食物量为汤勺的1/3为宜，等看到老年人完全咽下一口后，再喂食下一口。

（3）对于视力障碍，能自理进食的老年人，护理员将盛装温热食物的餐碗放入老年人的手中（确认食物的位置）。再将汤勺放到老年人手中，告知食物的种类，叮嘱老年人缓慢进食。进食带有骨头的食物，护理员要特别告知，小心进食，进食鱼类要先协助剔除鱼刺。

步骤5 整理：护理员协助老年人进餐后漱口，并用毛巾擦干口角的水痕。叮嘱老年人进餐后不能立即平躺，保持进餐体位后30分钟后再卧床休息。清扫整理床单位，使用流水清洁餐具并回收放回原处备用，必要时需要消毒。

四、协助老年人饮水

步骤1 工作准备：

（1）环境准备。环境整洁，温湿度适宜，无异味。

（2）护理员准备。服装整洁，洗净双手。

（3）老年人准备。协助老年人取坐位或半卧位，洗净双手。

（4）物品准备。茶杯或小水壶盛装 1/2～1/3 满的温开水（触及杯壁时温热不烫手）准备吸管、汤勺以及小毛巾。

步骤2 沟通：提醒老年人饮水并询问有无特殊要求。

步骤3 协助饮水：

（1）鼓励能够自己饮水的老年人手持水杯或借助吸管饮水。叮嘱老年人饮水时，身体坐直或者稍微前倾，小口饮用，以免呛咳，出现呛咳应稍事休息再饮用。

（2）护理员给不能自理的老人喂水时，可借助吸管饮水，使用汤勺喂水时，水盛装汤勺的 1/2～2/3 为宜，见老人咽下后再喂下一口。

步骤4 将整理用物：将水杯放回原处，护理员用小毛巾擦干老人口角水痕。整理床单位。叮嘱老人保持体位30分钟后再躺下，必要时，根据老年人病情需要，记录饮水次数和饮水量。

注意事项

（1）开水晾凉以后再递交给老人手中或进行喂水，防止发生烫伤。

（2）老年人饮水后不能立即平卧，防止反流发生呛咳、误吸。

（3）对不能自理的老年人每日分次定时喂水。

五、鼻饲

护理员仪容、仪表整洁大方，操作前清洗双手。

准备：灌注器、餐巾、鼻饲液、温开水、纱布、皮筋。

步骤1 护理员携带用物到床边，向老人解释。

步骤2 协助老人取半卧位，将餐巾垫于鼻饲管末端下，用灌注器连接末端，回抽，如有胃液抽出，确认其在胃内。

步骤3 用灌注器抽少量温开水，测水温，缓慢注入少量温开水，观察老人反应。

步骤4 测试鼻饲液温度后缓慢注入200毫升左右，并观察老人反应，最后注入少量温开水冲洗鼻饲管。

步骤5 鼻饲结束，塞好鼻饲管塞，用纱布和皮筋包好，别针固定，整理用物。

步骤6 护理员将老人安置于半卧位，记录鼻饲量和时间。

注意事项

（1）鼻饲前必须确认鼻饲管在胃内。

（2）先测温后灌注，防止食道、胃黏膜烫伤。

（3）每次200毫升左右，每2~3小时1次。

（4）避免快速灌入致反射性呕吐，引起老人不适。

（5）灌注器每次用后清洗，每日煮沸消毒。

（6）长期鼻饲者需定期更换鼻饲管。

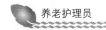
第五节　老年人的排泄护理

一、帮助老年人正常如厕

步骤 1　工作准备：

（1）环境准备。环境整理，温湿度适宜。

（2）护理员准备。服装整洁，洗净双手。

（3）物品准备。卫生间有坐便器以及手扶设施、卫生纸，必要时床旁边备厕椅。

步骤 2　沟通：询问老年人是否需要排便，根据老年人自理程度采取轮椅推行或搀扶的方式。

步骤 3　协助如厕：护理员使用轮椅推行或搀扶老人进入卫生间，协助其转身面对护理员，双手扶住坐便器的扶手。护理员一只手搂抱老年人腋下或者腰部，另一只手协助老年人或老年人自己脱下裤子。双手环抱老年人腋下，协助老年人缓慢坐于坐便器上，双手扶稳扶手进行排便。老年人自己借助卫生间扶手支撑身体或护理员协助老年人起身，老年人自己或者护理员协助穿好裤子。按压坐便器开关冲水。

能采取坐位但是行走不便的老年人，护理员可协助其在床旁使用坐便椅排便，方法同上。

步骤 4　整理：护理员使用轮椅推行或搀扶老年人回房间休息，卫生间开窗通风或开抽风设备，清除异味，之后将其关闭。协助老年人使用坐便椅排便后，倾倒污物，清洗消毒便盆，晾干备用。

注意事项

（1）房间靠近卫生间，方便老年人如厕。

（2）卫生间设有坐便器并安装扶手，方便老年人坐下和站起。

（3）卫生间卫生用品放在老年人伸手可以拿取的位置。

（4）保持卫生间地面整洁，无水渍，以免老年人滑倒。

二、帮助卧床老年人使用便盆

步骤1 工作准备：

（1）环境准备，环境整洁，温湿度适宜。关闭门窗，必要时遮挡屏风。

（2）护理员准备，服装整洁，洗净并温暖双手。必要时戴口罩。

（3）物品准备，便盆、一次性护理垫、卫生纸、屏风。必要时备温水、水盆、毛巾。

步骤2 沟通：询问老年人是否有便意，提醒老年人定时排便。

步骤3 放置便盆：

（1）仰卧位放置便盆法。护理员协助老年人取仰卧位，掀开下身盖被折向远侧，协助其脱下裤子至膝部。叮嘱老年人配合屈膝抬高臀部，同时一只手托起老年人的臀部，另一只手将一次性护理垫垫于老年人臀下。再次要求老年人配合屈膝抬高臀部，同时一只手托起老年人的臀部，另一只手将便盆放置于老年人的臀下（便盆窄口朝向足部）。为防止老年人排尿溅湿盖被，可在会阴上覆盖一张一次性护理垫。为老年人盖好盖被。

（2）侧卧位放置便盆法。护理员将老人裤子脱至膝部，双手扶住老年人的肩部以及髋部，翻转身体，使老年人面向自己，成侧卧位，掀开下身盖被折向自己一侧，暴露臀部，将一次性护理垫垫于老年人腰及臀下，再将便盆扣于老年人臀部，协助老年人恢复平卧位，在会阴上部覆盖一张一次性护理垫，为老年人盖好被子。

步骤4 撤去便盆：老年人排便后，护理员一只手扶稳便盆一侧，另一只手协助老年人侧卧，取出便盆放于地上。取卫生纸为老年人擦净肛门。必要时用温水清洗肛门及会阴部并擦干。撤去一次性护理垫。

步骤5 整理：协助老年人卧位舒适，穿好裤子，整理床单位。必要时协助老年人洗手。开窗通风，观察、倾倒粪便。清洗消毒便盆，晾干备用。

注意事项

（1）使用便盆前，检查便盆是否清洁完好。

（2）协助老年人排便，避免长时间暴露老年人身体，导致老年人受凉。

（3）便盆及时倾倒并清洗消毒，避免污渍附着。

（4）为老年人放置便盆时不可硬塞，以免损伤其皮肤。

三、帮助卧床老年人使用尿壶

步骤1 工作准备

（1）环境准备环境整洁，温湿度适宜，关闭门窗，必要时遮挡屏风。

（2）护理员准备，服装整洁，洗净并温暖双手。

（3）物品准备，便壶（男、女）一次性护理垫、卫生纸，必要时准备温水、水盆、毛巾。

步骤2 沟通：询问老年人是否有尿意。

步骤3 放置尿壶：护理员协助老年女性取仰卧位，掀开下身盖被折向远侧，协助其脱下裤子至膝部，叮嘱老年人配合，屈膝抬高臀部，同时一只手扶起老年人的臀部，另一只手将一次性护理垫垫于老年人臀下，叮嘱老年人屈膝，双腿成八字分开，护理员手持尿壶将开口边缘贴紧会阴部，盖好盖被。协助老年男性面向护理员成侧卧位，双膝并拢，阴茎插入尿壶接尿口，用手握住尿壶把手固定，盖好被子。

步骤4 整理：老年人排尿后，护理员撤下尿壶，用卫生纸擦干老年人会阴部，必要时，护理员为老年人清洗或擦拭会阴部。撤回一次性护理垫，协助老年人穿好裤子，整理床单位，必要时协助老年人洗手。开窗通风，观察、倾倒尿液，冲洗尿壶，晾干备用。

注意事项

（1）老年女性使用尿壶时，应注意确定贴紧会阴部，以免漏尿打湿床单。

（2）接尿时避免长时间暴露老年人身体，避免受凉。

（3）尿壶及时倾倒并清洗消毒，减少异味及尿渍附着。

四、为老年人更换尿垫

步骤1 工作准备：

（1）环境准备环境整洁，温湿度适宜，关闭门窗，必要时遮挡屏风。

（2）护理员准备，服装整洁，洗净并温暖双手，必要时佩戴口罩。

（3）物品准备。纸尿裤、卫生纸、屏风、水盆、温热毛巾等。

步骤2 沟通：查看并向老年人解释需要更换纸尿裤，以取得合作。

步骤3 更换纸尿裤：护理员将水盆，毛巾放在床旁座椅上，掀开老人下身盖被，双手分别扶住老人的肩部、髋部，翻转其身体成侧卧位，将身下污染的一次性尿垫（尿布）向侧卧方向折叠，取温湿毛巾擦洗会阴部，观察老年人会阴部以及臀部皮肤情况，将清洁的一次性尿垫或者尿布，一半平铺一半卷折，翻转老年人身体成平卧位，撤下污染的一次性尿垫（尿布）放入专用污染桶，整理拉平清洁一次性尿垫（尿布），盖好盖被。

步骤4 整理：护理员整理老年人床单，开窗通风，清洗毛巾，刷洗水盆，尿布需要集中清洗、消毒、晾干备用。

注意事项

（1）定时查看尿垫浸湿情况，根据尿垫吸收锁水的能力进行更换，防止发生尿布疹以及压疮。

（2）更换一次性尿垫尿布时，动作轻稳，避免老年人受惊。

（3）为老年人更换一次性尿垫尿布时，应使用温热毛巾，擦拭或清洗会阴部，减轻异味，保持局部清洁干燥。

（4）当老年人患有传染病时，一次性尿垫应放入医用黄色垃圾桶，作为医用垃圾集中回收处理。

五、为老年人更换纸尿布

步骤1 工作准备：

（1）环境准备。环境整洁，温湿度适宜，关闭门窗，必要时遮挡屏风。

（2）护理员准备。服装整洁，洗净并温暖双手。必要时佩戴口罩。

（3）物品准备。纸尿裤、卫生纸、屏风、水盆、温热毛巾。

步骤2 沟通：查看并向老年人解释更换纸尿裤，以取得合作。

步骤3 更换纸尿裤：护理员将水盆，毛巾放在床旁座椅上。掀开老年人下身盖被，协助老年人取平卧位，解开纸尿裤粘扣，将前片从两腿间后撤，分别扶住老年人的肩部、髋部，翻转老年人身体成侧卧位，将污染纸尿裤对折于臀下，取温湿毛巾擦拭会阴部，观察老年人会阴部以及臀部皮肤情况，将清洁纸尿裤前后对折的两片（紧贴皮肤面朝内）平铺于老年人臀下，向下展开上片，协助老年人翻转身体至平卧位，从一侧撤下污染纸尿裤到污物桶，并拉平身下清洁纸尿裤，从两腿间向上兜起纸尿裤前片，整理纸尿裤大腿内侧边缘至服帖，将前片两翼向两侧拉紧，后片粘贴区，盖好盖被。

步骤4 整理：护理员整理老年人床单，开窗通风，清洗毛巾，刷洗手盆。

注意事项

（1）更换纸尿裤时，将纸尿裤大腿内、外侧边缘展平，防止侧漏。

（2）根据老年人胖瘦情况，选择适宜尺寸的纸尿裤。

（3）老年人使用纸尿裤，每次更换或排便后应使用温热毛巾擦拭或清洗会阴部，减轻异味，保持局部清洁干燥。

（4）当老年人患有传染性疾病时，纸尿裤应放入医用黄色垃圾桶，作为医用垃圾集中回收处理。

第六节　老年人的应急救护

由于衰老导致的器官功能退化，再加上疾病因素，老年人易发生身体的意外事件，如噎食、误吸、心跳骤停、跌倒等，正确的应急处理，可以挽救老人生命和避免二次损伤。

一、噎食急救

步骤1 护理员发现老人噎食时，立即呼救，同时清理口腔剩余食物。

步骤2 意识清醒者应进行立位腹部冲击，即护理员双手环绕老人腰间，右手握拳，拳眼顶住上腹部，左手握住右拳向后上方用力挤压次数，排出噎住的食物后，送医院就医。

意识不清者使用卧位腹部冲击法。即护理员立即将老人置于仰卧位，头偏向一侧，清理口腔剩余食物，护理员骑跨老人腿上，双手分指扣紧压在老人上腹部（脐上 2 厘米），用力向上、向下冲击数次，直至噎住的食物排出，送医院就医。

注意事项

（1）识别噎食症状：咽喉部噎食表现为突发的惊慌、张口、手抓喉部，不能说话，可能会很快丧失意识。

（2）紧急现场施救，救护时用力适当，防损伤。

二、心肺复苏

步骤1 遇老人突然昏倒，护理员立即轻拍老人肩部呼叫，察看老人反应，判断老人有无意识。无意识者，迅速呼叫120。

步骤2 使老人仰卧于硬的平面，实施胸外心脏按压 30 次，按压位置为剑突上二横指的胸骨上或两乳头连线中点，频率大于 100 次/分钟，使胸骨下陷至少 5 厘米。

步骤3 判断是否有效呼吸，如无有效呼吸，迅速去除口鼻异物，开通气道。

使用仰头抬颌法：护理员左手手掌根放在老人前额处，用力下压使头部后仰，右手食指、中指并拢向上抬起下颌。

步骤4 接着进行口对口人工呼吸两次：即深吸一口气，捏住患者鼻孔，双唇包住患者口唇，吹气使胸廓扩张，松开口鼻，胸部弹性回缩，重复吹气一次。

步骤5 然后继续实施胸外心脏按压 30 次，口对口呼吸 2 次，做 5 个循环。

步骤6 观察复苏有效指征：颈动脉搏动恢复、瞳孔由大缩小、自主呼吸恢复，紫绀减退，收缩压 60 毫米汞柱以上。复苏成功后，送医院进行进一步生命支持。如检查有效呼吸和颈动脉搏动未恢复者，继续复苏，等待 120 急救车。

注意事项

（1）就地施救，同时呼叫120。

（2）患者须卧于硬的平面上。

（3）保证按压位置、频率、深度正确。按压力度均匀适当。

（4）专业人员进行胸外心脏按压前，先触摸颈动脉搏动，确认心脏停搏后再复苏。非专业人员不必进行此项操作，以免延误抢救时间。

（5）密切观察复苏效果。复苏效果有以下表现：颈动脉搏动恢复，瞳孔由大缩小、自主呼吸恢复，收缩压60毫米汞柱以上，紫绀减退，意识恢复。

三、跌倒急救

老年人跌倒的常见症状是骨折，这里重点说明跌倒后骨折的急救方法。

步骤1 求救医务人员：老年人发生骨折后，护理人员要注意保护老年人伤肢，禁止随意移动，禁止冷热敷，以免加重损伤。求救医务人员，或拨打急救电话120，在医务人员到来前进行骨折部位的初步固定，并协助医务人员进行搬运。

步骤2 固定：适用于四肢骨折、脊柱损伤、骨盆骨折及四肢广泛软组织创伤的临时固定。目的是为了限制受伤部位的活动，减轻疼痛，防止再损伤，便于老年人的搬运。在进行固定前，要首先明确老年人的病情、骨折部位及性质，固定时的用物主要有夹板（紧急时可选用竹板、树枝、木棒等代替）、纱布、绷带、三角巾或毛巾、衣服等。

步骤3 搬运：搬运分为单人搬运法、双人搬运法、三人搬运法和四人搬运法。单人搬运法不适合颈椎骨折、股骨干骨折和胸部损伤的老年人，分为抱持法和背负法两种。双人搬运法不适合颈椎损伤的老年人，分为椅托式搬运法、拉车式搬运法和平台

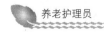

搬运法。三人搬运法适用于胸、腰椎骨折的老年人。四人搬运法适用于颈椎骨折的老年人。

注意事项

（1）在医务人员到来之前，要注意观察老年人的脉搏、呼吸、面色及表情，及时与老年人沟通，以便了解老年人病情。

（2）协助搬运时，老年人的头向后，以便观察神志、面色、呼吸、出血等情况。搬运动作要轻稳、敏捷、协调一致，避免震动，确保老年人安全舒适。

四、吸痰技术

吸痰是指经口腔、鼻腔、人工气道（气管切开术）将呼吸道分泌物吸出，以保持呼吸道通畅，预防吸入性肺炎、肺不张、窒息等并发症的一种方法。适用于昏迷、痰多且咳痰无力的老年人。

步骤1 准备工作：

（1）护理人员衣帽整洁，并洗净双手、戴口罩。

（2）物品准备。电动吸引器或中心负压吸引器、无菌治疗碗、无菌生理盐水、吸痰管、纱布、碗盘，必要时备压舌板、张口器、舌钳。

步骤2 评估沟通：

（1）评估。病情、呼吸情况；意识状态、对吸痰的认知及合作程度；有无鼻腔、口腔疾患，有无呼吸困难及呕吐等情况。

（2）向老年人介绍吸痰目的和注意事项。

步骤3 连接吸引器：

（1）协助老年人将头转向一侧，面向护理人员。

（2）连接、检查并调节负压吸引器（电动吸引器或中心负压吸引器）。

步骤4 实施吸痰：

（1）将无菌生理盐水倒入两个治疗碗中，戴上无菌手套，用无菌技术取出吸痰管，将吸痰管与吸引管对接，在一个治疗碗中试吸检查吸痰管是否通畅。

（2）将吸痰管插入气管，插管过程中不可有负压。

①经鼻吸痰：先取下吸氧管，吸痰管由鼻腔插入 20 厘米以上。

②经口吸痰：将吸痰管插入口咽部 10 厘米以上。昏迷老年人可用压舌板或张口器帮助张口。

（3）吸痰过程中要左右旋转、边吸边退，边观察洗出液性状，每次吸痰时间不超过 15 秒，每吸痰一次更换一根吸痰管。

（4）吸痰管退出后在另一个治疗碗中抽吸冲洗导管，分离吸痰管置于医疗垃圾袋中，脱去手套，为老年人擦净鼻口部。

步骤5 整理用物：

（1）观察老年人面色、呼吸、心率、血压等是否改善，询问老年人感受，协助老年人躺卧舒适。

（2）调节氧流量至正常水平，关闭负压吸引器开关，及时倒掉贮液瓶内的液体。

注意事项

（1）检查吸引器性能是否良好，连接是否正确。

（2）吸痰管插入时不能有负压，吸痰动作轻柔，防止呼吸道黏膜损伤。

（3）痰液黏稠时，可配合叩背、雾化吸入以提高吸痰效果。

（4）贮液瓶内吸出液应及时倾倒，不得超过 2/3。

第四章　老年人的医疗护理

第一节　养老院出入院制度

一、养老院入院制度

老年人入住养老机构需携带病历，由入院评估组人员对老年人进行全面评估，向老年人及委托人详细了解老年人的身体状况和病史，详细了解老年人的生活习惯（包括衣食住行交际能力）、爱好、要求等。根据老年人生活自理能力、心理状况、疾病情况及护理需求，确定护理级别，并向老年人和委托人告知其护理的内容、风险预防和双方责任。双方签订入住协议。

携带必要的日常生活用品，自理老年人自我管理，不能自理老年人由养老护理员逐项检查、记录，建立"老年人存物登记本"，收存与取物需双方签名。严防将违禁物品带入居室。养老护理员向老年人和委托人告知养老机构的环境、规章制度，老年人及委托人在告知书上签字。贵重物品请委托人带回，并请老年人与委托人共同签字。

二、养老院出院制度

老年人出院要征得委托人和院方同意，老年人及委托人签字，办好规定手续，方可出院。

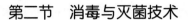

第二节 消毒与灭菌技术

消毒和灭菌是确保健康，防止疾病传播和交叉感染的重要措施。家庭常用的消毒灭菌方法有以下几种。

一、天然消毒法

利用日光等天然条件杀灭致病微生物，达到消毒目的，称为天然消毒法。

1. 日光暴晒法

日光由于其热、干燥和紫外线的作用，而具有一定的杀菌力。日光杀菌作用的强弱受地区、季节、时间等因素影响，日光越强，照射时间越长，杀菌效果越好。日光中的紫外线由于通过大气层时，因散热和吸收而减弱，而且不能全部透过玻璃，因此，必须直接在阳光下暴晒，才能取得杀菌效力。日光暴晒法常用于书籍、床垫、被褥、毛毯及衣服等的消毒。暴晒时应经常将被晒物翻动，使物品各面都能与日光直接接触，一般在日光暴晒下 4～6 小时可达到消毒目的。

2. 通风

通风虽然不能杀灭微生物，但可在短时间内使室内外空气交换，减少室内致病微生物。通风的方法有多种，如通过门、窗或气窗换气，也可用换气扇通风。居室内应定时通风换气，通风时间一般每次不少于 30 分钟。

二、物理灭菌法

利用热力等物理作用，使微生物的蛋白质及酶变性凝固，以达到消毒、灭菌目的，称为物理灭菌法。

1. 燃烧法

燃烧法是一种简单易行、迅速彻底有效的灭菌方法，但对物品的破坏性大。多用于耐高热，或已带致病菌而又无保留价值的物品，如被某些细菌或病毒污染的纸张、敷料，搪瓷类物品如坐浴盆；也可以用火焰燃烧消毒灭菌，如消毒坐浴盆时，应先将盆洗净擦干，再倒入少许90%酒精，点燃后慢慢转动浴盆，使其内面完全被火焰烧到。应用此法时，要注意安全，须远离易燃或易爆物品，以免引起火灾。

2. 煮沸法

煮沸法是一种经济方便的灭菌法，一般等水开后计时，煮沸10~15分钟可杀死无芽孢的细菌。可用于食具、毛巾、手绢、注射器等不怕湿而耐高温物品的消毒灭菌。

3. 高压蒸汽灭菌法

利用高压锅内的高压和高热进行灭菌，此法杀菌力强，是最有效的物理灭菌法。待高压锅上汽后，加阀再蒸15分钟，适合消毒棉花、敷料等物品。

三、化学消毒灭菌法

化学消毒灭菌法是利用化学药物渗透细菌体内，破坏其生理功能，抑制细菌代谢生长，从而起到消毒的作用。家庭常用化学消毒灭菌方法有以下三种。

1. 擦拭法

用化学药液擦拭被污染的物体表面，常用于地面、家具、陈列物品的消毒。如用0.5%~3%漂白粉澄清液、84消毒液等含氯消毒剂（市场都出售，要看好有效期及使用方法），擦拭墙壁、床、桌椅地面及厕所。

2. 浸泡法

将被消毒物品浸泡在消毒液中，常用于不能或不便蒸煮的生活用具。浸泡时间的长短因物品及溶液的性质而有不同。如用1%~3%漂白粉澄清液浸泡餐具、便器需1小时；用0.5%"84"消毒液浸泡需15分钟，而用0.02%高效消毒片浸泡只需5分钟，就可以达到目的。若浸泡呕吐物及排泄物，不但消毒液浓度要加倍，而且浸泡时间也要加倍。

3. 熏蒸法

熏蒸法是利用消毒药品所产生的气体进行消毒。常用于传染病人居住过的房间空气及室内表面消毒。

（1）福尔马林（甲醛）＋高锰酸钾。每立方米加入福尔马林25~40毫升、高锰酸钾15~30克，两种药放置在一起即产生气体，可达到消毒目的。消毒时，必须将门窗紧闭12~24小时，消毒后再打开门窗进行通风，此法对各种细菌、病毒引起的传染病的室内消毒均有效。

（2）食醋。每立方米用3~10毫升食醋，加水2~3倍加热熏蒸，用于室内空气消毒，对于预防流感等呼吸道传染病有效。

第三节　体温、脉搏、呼吸和血压的观察和测量

体温、脉搏、呼吸、血压是人体四大生命体征。生命体征是机体生命活动的主要客观反映，是衡量机体生理健康的基本指标。通过准确地测量体温、脉搏、呼吸、血压，可以观察病情变化，为疾病的诊断、治疗及护理提供依据。

一、体温

体温是指身体内部胸腔、腹腔和中枢神经的温度，也称体核温度。皮肤温度称体壳温度，它可随环境温度和衣着的薄厚而变化。体核温度较体壳温度高且稳定。

1. 正常体温范围

体温以口腔温度、直肠温度或腋下温度为标准。正常体温范围：口腔温度为 36.3~37.2℃，直肠温度为 36.5~37.5℃，腋下温度为 36~37℃。

2. 体温的生理变化

正常人的体温在 24 小时中不是恒定的，受年龄、饮食、运动、内分泌和情绪等诸多因素的影响而出现生理性的波动，但温度值始终保持在正常范围内。

3. 异常体温的观察和护理

（1）发热。体温升高超过正常范围。根据发热程度分为：

①低热：口温不超过 38℃，常见于活动性结核病、风湿热。

②中等热：口温在 38~38.5℃，常见于一般感染性疾病。

③高热：口温在 39~41℃，常见于急性感染。

④过高热：口温超过 41℃，见于中暑。

根据体温变化特点，发热表现有下列 4 种常见热型：稽留热、间歇热、弛张热和不规则热。

（2）发热过程分 3 个阶段。

①体温上升期：特点为产热大于散热。病人临床表现为畏寒、皮肤苍白、无汗。

②高热持续期：特点为产热与散热在较高水平上平衡。病人表现为颜面潮红、皮肤灼热、口干、呼吸心率较快。

③退热期：特点为散热增加，产热趋于正常。表现为大量出汗，皮肤温度降低。

（3）高热病人护理。

①注意对高热病人体温的监测：每 4 小时测体温一次。待体温恢复正常 3 日，可减为每日测体温 2 次。

②采用物理降温：用冰袋冷敷头部或置于腋下、腹股沟、颈部等大血管处。体温超过 39.5℃，给予温水擦浴或酒精擦浴。

③补充营养和水分：供给高热能、高蛋白的流质或半流饮食，鼓励病人多饮水，或经静脉补充水分、营养物质及电解质。

④预防并发症：做好口腔和皮肤护理，防止在机体抵抗力降低时并发其他感染。

⑤卧床休息：避免体力消耗过多，减轻头晕、心慌、全身无力等症状，促进康复。

4. 体温的测量

（1）体温计的种类。目前常用的有玻璃水银体温计和电子数字显示体温计。玻璃水银体温计分为肛温计（身圆头粗）、腋温计（身扁头细）、口温计（身圆身细）三种。

（2）体温计的消毒与检查。

①消毒方法：电子体温计仅需消毒电子感温探头部分，根据制作材料的性质选用不同的消毒方法。水银体温计使用后要在消毒液中浸泡5分钟，清水冲洗后将水银柱甩至35℃以下，再放入另一消毒容器中浸泡30分钟，冷开水冲洗后擦干备用。

②检查方法：使用新体温计或定期消毒体温计后，将体温计水银柱甩至35℃以下，同一时间放入已测好的40℃以下的水中，3分钟后取出检查，误差在0.2℃以上、玻璃管有裂痕、水银柱自行下降的都不能使用。

（3）不同部位体温的测量方法。

①测量口温：嘱咐老年人将舌头翘起，将体温计放在舌系带两边的舌下热窝内（图4-1），嘱老年人闭口，用鼻呼吸；测量时间为3分钟；精神异常、昏迷、有口腔疾患或进行口鼻手术、张口呼吸的老年患者禁用此种方法。

②测量腋温：将体温计放在腋窝中间，紧贴皮肤，嘱老年人曲臂过胸夹紧（图4-2）；测量时间为10分钟；腋下有创伤、手术、出汗较多，肩关节受伤或消瘦不能夹紧的老年人禁用。

③测量肛温：嘱老年人取侧卧、俯卧、屈膝仰卧位，润滑肛

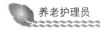

表后插入肛门（图 4 - 3），测量时间为 3 分钟；直肠及肛门手术、腹泻的老年患者禁用；心肌梗死者不宜使用。

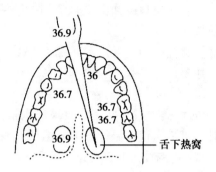

图 4 - 1　舌下热窝

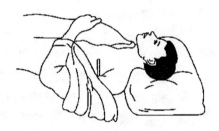

图 4 - 2　测量腋温

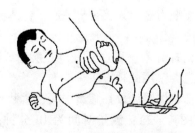

图 4 - 3　测量肛温

（4）注意事项。

①在测量体温前 30 分钟应避免影响体温测量的各种因素，如运动、进食、冷热饮、冷热敷、洗澡、坐浴、灌肠等。

②水银体温计破碎后戴上手套及口罩，用湿润的小棉棒或胶带纸将洒落在地面上的水银粘集起来，放进可以封口的小瓶中，在瓶中加入少量水。

③如咬断水银体温计，应先吐出嘴里的玻璃碎屑，然后吃一些富含纤维的食物如韭菜等，促进汞的排泄。

二、脉搏

心脏每收缩、舒张一次，在外周动脉上便出现一次搏动，即为脉搏。心脏收缩时，动脉内压力增加，管壁扩张；心脏舒张时动脉内压力下降，管壁回缩。大动脉这种有节律的舒缩，向外周血管传布，就产生了脉搏。

1. 正常脉搏

（1）脉率。即搏动频率。正常成人在安静状态下脉率为 60 ~ 100 次/分，与心率保持一致。脉率受年龄、性别、活动、体型、活动、情绪、饮食、药物等因素的影响。脉率随年龄增加而减低，老年时轻度增加；女性比男性快 5 次/分；身材细高者比矮壮者脉率慢；运动、剧烈情绪变化、使用兴奋剂、饮用浓茶或咖啡后增快，休息、睡眠、禁食、使用镇静剂、洋地黄类药物后减慢。

（2）脉律。即搏动的节律。正常脉律每次间隔时间相等，脉律反映心搏节律及心脏功能。

（3）脉搏强弱。取决于脉压大小及动脉充盈度。

（4）动脉壁性质。即动脉紧张度，正常动脉血管直而光滑，柔韧富有弹性。

2. 异常脉搏的观察和护理

（1）异常脉搏类型。

①频率异常：包括速脉和缓脉。速脉每分钟心率在 100 次以上。多见于运动后、发热、甲亢、疼痛、低血压时。缓脉每分钟心率在 60 次以下，多见于房室传导阻滞及颅内压增高病人。

②节律异常：脉搏搏动不规则，间隔时间长短不匀，称不整脉或心律失常。有以下几种类型：间歇脉、脉搏短绌。脉搏短绌：即在单位时间内脉率少于心率，且细数不规则。

③强弱改变：包括洪脉、丝脉。

（2）护理。脉搏出现异常情况要及时上报，指导老年人减少活动，稳定情绪，必要时进行氧疗；观察脉搏变化和相关药物治疗效果和不良反应。

3. 脉搏的测量

（1）测量的部位靠近骨骼的浅表大动脉。最常用桡动脉。

（2）测量的方法安静状态下，用食指、中指、环指指端按压在桡动脉处（图 4 - 4），力度以清楚测得脉搏为宜，过重时脉搏可能不能测得。测量时若正常脉搏则测 30 秒，再乘以 2 即为脉搏数。若发现有脉搏异常，需测量 1 分钟。如果脉率和心率不等，应由 2 人同时测量，一人听心率，一人数脉率（图 4 - 5），听心率者发出口令，计时 1 分钟，记录方法为心率/脉率/分。

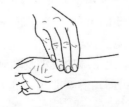

图 4 - 4　桡动脉测量法

（3）注意事项。不要使用拇指测量；异常脉搏需要测量 1 分钟；脉搏细弱难以测到时，测量心尖搏动 1 分钟。

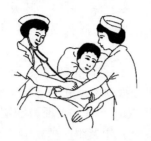

图 4 - 5　异常脉搏测量法

三、呼吸

呼吸是人体内外环境之间的气体交换，主要是吸入氧气，呼出二氧化碳的过程。

1. 正常呼吸

健康成人在安静状态下每分钟呼吸 16 ~ 20 次，深度均匀。

2. 呼吸的生理变化

呼吸的频率及深浅可随年龄、活动、情绪、意志等因素影响而改变。如小儿呼吸频率快于老人，女性快于男性，活动后快于休息、睡眠时，情绪激动时可明显增快。此外，意志对呼吸有一定的控制。

3. 异常呼吸的观察和护理

（1）异常呼吸的类型。

①频率异常包括增快和徐缓两种：一种是呼吸增快：每分钟呼吸超过 24 次，常见于高热、缺氧等症病人。另一种是呼吸徐缓：每分钟呼吸低于 12 次。常见于颅脑疾患所致颅压升高或药物抑制呼吸中枢及糖尿病昏迷等病人。

②节律异常包括以下两种：一种是潮式呼吸，是病人病危时的严重症状，表明呼吸衰竭，濒临死亡。另一种是间断呼吸，表

现为呼吸和呼吸暂停交替出现。

③呼吸深浅度的改变：深度呼吸，呼吸深大而有规律，多见于代谢性酸中毒；表浅呼吸，呼吸幅度小且不规则，有时呈叹息样，多见于濒死病人。

④呼吸气息异常，包括蝉鸣样呼吸、鼾声样呼吸。

⑤呼吸困难：指呼吸频率、节律、深浅度均发生改变，致使气体交换不足，机体缺氧。病人表现为胸闷、呼吸费力不能平卧、烦躁、口唇指（趾）甲紫绀、鼻翼扇动等。

（2）异常呼吸病人的护理。

①保持室内空气新鲜，病室内禁止吸烟。

②调节体位，可抬高床头，以利于胸部扩张。

③保持呼吸道通畅，有分泌物时应及时清除。

④精神安慰，如守候在病人身旁以增加病人心理上的安全感。

⑤呼吸护理技术的运用，给氧及气管切开后呼吸器的应用。

4. 呼吸的测量

老年人在安静状态下躺卧舒适，护理人员将手放在诊脉部位似诊脉状，眼睛观察其胸部或腹部起伏，观察呼吸的频率、深度、节律、音响、形态及有无呼吸困难，正常时测量 30 秒，再乘以 2，异常时测量 1 分钟，危重者可用少许棉花置于鼻孔前，测量 1 分钟。

四、血压

血压是指血液在血管内流动时对血管壁的侧压力。

1. 正常血压

正常成年人收缩压为 12 ~ 18.6 千帕（90 ~ 140 毫米汞柱），舒张压为 8 ~ 12 千帕（60 ~ 90 毫米汞柱）。40 岁以后每增长 10 岁，收缩压提高 1 千帕，而舒张压无年龄界限。收缩压和舒张压之差称脉压差。一般为 4 ~ 5.3 千帕（30 ~ 40 毫米汞柱）。

2. 血压的生理变化

（1）年龄和性别。中年以前女性比男性偏低 1 千帕左右，中年后差别较小。老年人血压高于年轻人。

（2）昼夜和睡眠。清晨因睡眠时基础代谢低，血压略有下降；傍晚或劳累后血压稍有升高。

（3）环境的影响。在寒冷环境中血压可上升；在高温环境中血压可降低。

（4）体位的影响。收缩压在卧位时比站立时高，而舒张压卧位时比站立时低。

（5）不同测量部位的影响。一般右上肢血压高于左上肢，下肢血压高于上肢。

（6）饮食。饮食中盐的摄入量对血压有很大影响，食盐过多易发生高血压。此外，进食后血压可略升高。

3. 异常血压的观察及护理

（1）异常血压。

①高血压：收缩压在 22 千帕以上或舒张压在 13 千帕以上。

②临界高血压：血压值介于正常及高血压之间。收缩压波动在 20 千帕或舒张压在 12.3 ~ 13 千帕，即使尚未发现心、脑、肾器官损伤，也属于临界高血压。

③低血压：血压值低于 10.7/6.67 千帕（80/50 毫米汞柱）为低血压。

④脉压差异常：脉压增大 >5.3 千帕（40 毫米汞柱），常见于主动脉关闭不全、主动脉硬化等疾病。脉压差 <3.3 ~ 4 千帕（25 ~ 30 毫米汞柱），常见于心包炎、心包积液、早期休克等疾病。

（2）血压异常病人的护理。

①发现血压异常时，应首先排除外界因素干扰（如血压计问

题），进行复测或请他人检测。

②安慰病人，结合病情给予合理的解释。

③立即卧床休息，通知主管医生并做好应急处理准备。

4.血压的测量

（1）血压计的种类。常用的有水银血压计（立式和台式）和电子血压计。

（2）血压测量的方法。

①体位：测量肱动脉时手掌向上，手臂伸直，肱动脉与心脏处于同一水平。测量腘动脉时采取卧位，必要时脱去一侧裤子，暴露股部。

②缠袖带：驱尽袖带内空气后，护理人员将袖带平整置于上臂中部，下缘距肘窝2~3厘米，松紧以插入一指为宜。测量腘动脉时袖带缠在股下部，下缘距腘窝3~5厘米。

③充气：触摸动脉搏动，将听诊器胸件放在动脉搏动最明显处，一只手固定，一只手握加压气球，关气门，充气至动脉搏动消失后再升高20~30毫米汞柱。

④放气：缓慢放气速度为4毫米汞柱/秒，注意水银柱刻度和动脉声音变化。听到第一声搏动音时水银柱所指刻度为收缩压，搏动声突然变弱或消失时水银柱所指刻度为舒张压。

（3）注意事项。

①定期检测、校对血压计。

②首诊测量两上臂血压，以读数较高者为准；间隔1~2分钟重复测量，取两次平均值，若2次读数差5毫米汞柱以上，取3次读数的平均值。

③避免测压装置、测量者、受检者、测量环境引起的误差，测量时做到"四定"：定时间、定部位、定体位、定血压计。

第四节　老年人冷热疗法的应用护理

冷热疗法是利用低于或高于人体温度的物质作用于人体表面，通过神经传导引起皮肤和内脏器官血管的收缩和舒张，以改变机体各系统体液循环和新陈代谢，达到治疗的目的。

一、热的应用

在养老机构，湿热敷和热水坐浴是能为老年人减轻局部疼痛、增加舒适度的一种方法。如肌内注射后局部组织产生硬结、肌肉疼痛时，可采用湿热敷，老年人会阴部炎症采用热水坐浴等。

随着年龄增长，老年人表皮轻度变薄（手足受刺激部位反增厚），皮下脂肪减少，皮肤松弛，失去光泽，皱纹增加，皮肤弹性降低，对外界各种刺激耐受力降低，一旦遇到较轻程度的刺激，会引起不同的变化。由于老年人的神经末梢密度减小，皮肤感觉迟钝，主要表现在对触觉、痛觉、温觉的刺激敏感性减弱。因此在使用湿热敷和热水坐浴的过程中，要掌握好温度，并多巡视、多观察、多与老人沟通，一旦发现异常情况，立即做相应处理，确保老人安全。

1. 湿热敷的作用原理

（1）湿热敷能促进血液循环，解除局部肿胀，促进伤口愈合。

（2）解除肌肉痉挛，加速炎症反应，促进化脓。临床上常用于消炎镇痛，如眼睑腺炎早期及扭伤后期、腰肌劳损、肌肉注射后局部硬结等。

（3）湿热的刺激还能降低痛觉神经的兴奋性，改善血液循环，减轻炎性水肿及组织缺氧，加速致痛物质的去除。

（4）解除对局部神经末梢的压力，从而达到止痛的目的。

2. 湿热敷的适用范围

（1）肌肉痉挛疼痛。如腰肌劳损、扭伤后期等。

（2）减轻炎性肿胀。如眼睑腺炎早期等。

（3）解除局部肿胀。如肌肉注射后局部硬结等。

（4）减轻组织缺氧。如肌肉酸痛等。

3. 影响湿热敷的因素

（1）湿热敷面积。湿热敷面积越大则作用越大，但造成的不良反应也会大。

（2）湿热敷时间。湿热敷时间越长，造成的反应就会越大，因此，一般湿热敷以 15～20 分钟为宜。

（3）湿热敷温度。温度越高则造成烫伤的几率就越大。

（4）个体差异。老年人对热的敏感度、耐受力各不相同，如感觉迟钝、肢体瘫痪、意识不清、昏迷等老人对热的敏感性下降明显，极易造成烫伤。

4. 湿热敷的操作

（1）用物。治疗盘、敷布 2 块（大小以湿热敷面积为准）、镊子（或止血钳）2 把、橡皮单、小毛巾、大毛巾、棉垫（棉垫大小应大于湿热敷面积）、棉签、凡士林、纱布、面盆、热水（以老人承受温度的程度为限）。

（2）操作方法。

①备齐用物，洗手，将用物携至老人床边。

②核对老人姓名、床号，了解老人躯体状况，并向老人做好解释工作，以取得老人合作。

③湿热敷部位下垫橡皮单、毛巾，暴露湿热敷部位，并在湿热敷部位涂上凡士林，盖上纱布（涂凡士林面积及纱布面积应大于湿热敷面积）。

④脸盆放热水（温度以老人承受温度的程度为限），将敷布

放入脸盆。

⑤用镊子拧干敷布（以不滴水、不烫手为宜，拧敷布方法见图4-6，折叠后放于湿热敷部位，上盖棉垫，以保持温度。

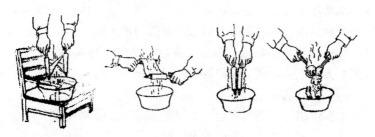

图4-6　拧敷布方法

⑥两块敷布轮流进行，湿热敷时间一般为15~20分钟。

⑦湿热敷完毕，揭去纱布，擦去凡士林，遮盖湿热敷部位。

⑧清理用物，归还原处。

⑨洗手。

（3）注意事项。

①湿热敷时热水温度不宜过高，防止烫伤。

②湿热敷过程中如老人感觉湿热敷部位烫时，养老护理员可将敷布掀开一角，帮助散热。

③伤口部位做湿热敷时，应按无菌操作规程进行，敷毕按无菌换药法处理伤口。

④面部做湿热敷时，敷后半小时才可外出，以防感冒。

⑤在湿热敷过程中，应随时观察老人的皮肤颜色及全身感觉，发现异常立即停止，及时与医生取得联系。

5. 热水坐浴

（1）热水坐浴的原理。热水坐浴能通过热的传导、药物的作用，对用热局部起到减轻痉挛及疼痛、加速局部血液循环、促进伤口愈合的作用，同时还可刺激尿潴留老人产生排尿感等。

（2）热水坐浴适用范围及常用溶液。

①适用范围。减轻痔疮痛，清洁肛门及会阴区，促进肛门及会阴区伤口愈合及舒适，刺激尿潴留老人排尿。

②常用溶液。1：5 000 高锰酸钾溶液、生理盐水、2%～4%碳酸氢钠溶液；如有伤口，浴盆及溶液均须无菌。

（3）用物。坐浴椅、消毒坐浴盆、温水（38～41℃）、无菌纱布、大毛巾、屏风，按需备换药用物。

（4）操作方法。

①携带用物至老人床边，了解老人情况并向老人解释。

②关门窗，遮挡，协助老人排泄。

③洗手。

④坐浴盆内备 38～41℃温水，放置坐浴椅。

⑤协助老人将裤子褪至膝部，露出臀部，坐在坐浴椅上，体位安稳舒适，大毛巾覆盖于老人腿部。

⑥坐浴 10～20 分钟，中途按需添加热水。

⑦坐浴毕，用无菌纱布擦干臀部、会阴部，如有伤口应给予换药，更换内裤。

⑧协助老人卧床，取舒适体位。

⑨清理用物，归还原处。

⑩记录：坐浴时间、老人反应、有无晕眩、会阴周围有无异常等。

注意事项：

①坐浴盆应清洁，如会阴部有伤口，坐浴盆须经消毒处理后再使用；坐浴水中不可加入自来水，须等开水温度自然下降至适宜温度时再入坐；有急性盆腔炎的老人不宜坐浴。

②水温适宜，若中途添加热水，应取出坐浴盆，倒入热水充分搅拌，温度适宜后再助老人坐浴，以免烫伤。

③老人坐浴时，应随时观察老人的全身及局部情况，询问老

人的感受，如有异常，立即停止坐浴并告知医生处理。

④根据季节做好保暖工作，如冬天坐浴，应注意居室温度及坐浴时的保暖工作。

⑤及时记录坐浴情况，如坐浴时间、局部皮肤情况、老人反应等。

二、冷的应用

1. 物理降温的概念

利用低于人体温度的物质作用于人体表面，既能吸收并带走大量的热量，又能通过神经传导引起皮肤和内脏器官血管的收缩和舒张，以改变机体各系统体液循环和新陈代谢，起到降温的作用。

2. 物理降温的作用原理

（1）机体产热与散热过程。机体的总产热量主要包括基础代谢、食物特殊动力作用和肌肉活动产生的热量。体内的组织器官在进行新陈代谢时都可以产热，但不同器官的代谢水平不同，故产热量也不同。在安静状态下，内脏器官产热较大，约占机体总产热量的56%；在劳动或运动时，骨骼肌产热量较大，约占机体总产热量的90%。

（2）机体散热方式。当环境温度低于体表温度时，机体的散热大部分通过皮肤散出体外，还有一小部分通过肺、肾、消化道等途径散发。

人体散热的方式有4种，即辐射、传导、对流、蒸发。其中皮肤散热的方式有辐射、传导、对流。当外界环境温度高于体表温度时，上述3种散热方式都不能有效进行，这时机体散热的唯一方式就是蒸发散热。温水擦浴属于蒸发散热方式，酒精擦浴属于传导散热方式。

①辐射散热是指机体以热射线形式将热量传给外界较冷物体

的方式。

②传导散热是指机体以直接接触的形式将热量传给外界较冷物体的方式。

③对流散热是指机体的热量通过空气流动向体外放散的方式。

④蒸发散热是指机体的热量通过体表水分蒸发向体外放散的方式。

其中，不感蒸发和发汗是蒸发散热中两种不同的蒸发方式。不感蒸发是指机体不论环境温度的高低。体内水分均可透过皮肤和黏膜表面，在未形成明显水滴前就蒸发掉的一种散热方式。它是持续不断进行的，与汗腺活动无关。发汗是指通过汗腺活动向体表分泌汗液的生理过程。正常情况下，汗液中水分占99%，固体成分不到1%，大部分为氯化钠。因此，对于大量出汗的人，除及时补充水分外，还要补充氯化钠，以维持体内水和电解质的平衡。

（3）影响散热的因素。

①与机体的有效辐射面积有关。机体辐射面积小，则散热慢，反之，则散热快。

②与人体所接触物体的面积有关。机体接触物体面积大，则散热快，反之，则散热慢。

③与环境温度有关。环境温度高，则散热慢；反之，则散热快。

④与环境湿度有关。环境湿度高，则散热慢；反之，则散热快。

3. 物理降温的常用方法

物理降温常用方法有冰袋、冰帽、冰枕、温水擦浴等。本处重点介绍冰袋法、温水擦浴法。

（1）冰袋法。

①自制冰袋法一：可选用 3 升的软包装外用生理盐水，平整放于冰箱内冷冻，即可制成冰枕。使用时应外套冰袋套，置于头部进行降温。其特点是可重复使用，但应注意冰袋套的清洁与消毒。

②自制冰袋法二：使用输液完后软包装的 250 毫升输液袋，用注射器在输液袋内注入水，放入冰箱内冷冻，即可制成冰枕。使用时同样外套冰袋套，并注意清洁消毒。

（2）温水擦浴法。

①温水擦浴的概念：利用低于人体温度的水（32～34℃）作用于人体表面，通过神经传导引起皮肤血管的收缩和舒张，改变机体各系统体液循环和新陈代谢，达到降温的作用。

②温水擦浴的适用范围：高热老人的降温。

③温水擦浴的目的：使高热老人体温降至正常。

④用物：护理车、浴巾、小毛巾两条、脸盆两只、水壶、温水（32～34℃）、水桶、体温表、清洁衣裤、便器（盖布）、冰袋及套、热水袋及套、屏风、温度计、笔、记录本。

⑤操作方法

a. 备齐用物，洗手。

b. 将用物放置护理车上推至老人床旁，核对、解释，了解老人情况，按需助排泄。

c. 关窗，遮挡，移床、桌、椅。

d. 头部置冰袋，足部置热水袋。

e. 协助老人脱去上衣，解松裤带，上肢下铺浴巾。

f. 绞干毛巾，缠手后拍拭上肢，在浅表大血管处（腋下、肘窝）稍延长时间拍拭。拍拭顺序：颈外侧—肩—上肢外侧—只手背；侧胸—腋窝—上臂内侧—肘窝—只手掌。拍拭完毕用大毛巾擦干，对侧同法，完毕后助老人穿衣。

g. 协助老人脱裤，下肢铺浴巾，绞干毛巾拍拭下肢，在浅表大血管处（腹股沟、腘窝）稍延长时间拍拭。拍拭顺序：髋部—下肢外侧—足背；腹股沟—下肢内侧—内踝；股下—腘窝—足跟。拍拭完毕用大毛巾擦干，对侧同法，完毕后助老人穿裤。

h. 撤热水袋，协助老人躺卧舒适。

i. 清理用物，归还原处，洗手。

j. 擦拭后 30 分钟测体温，如体温降至 39℃ 以下，撤冰袋，记录。

注意事项：

①温水擦浴时，在腋下、肘窝、腹股沟、腘窝等体表大血管分布处擦拭时间稍延长。

②后颈部、胸前区、腹部、足底部位禁擦拭。因心前区用冷作用疗法易引起反射性心率减慢，足底用冷作用疗法可引起反射性末梢血管收缩而影响散热，或产生一过性冠状动脉收缩，从而导致心肌缺血、心绞痛、心律失常、心肌梗死等临床综合征。同时，对冷敏感、心脏病、体质虚弱老人亦应慎用。

③擦浴过程中，按需换水、换毛巾。

④温水擦浴过程中应随时观察老人的躯体状况及不适主诉，如出现皮肤发绀、青紫、面色苍白、寒战等反应须立即停止，联系医生及时处理。

第五节　临终老人的护理

一、临终关怀

1. 临终关怀的理念

临终关怀是指为临终老人及其家属提供全面的舒缓疗护，使其解除身心痛苦，维护其尊严，提高临终生活质量，帮助老人平静、安宁地度过生命的最后阶段。

临终关怀始于 20 世纪 60 年代，由英国的西希里·桑德斯博士于 1967 年 7 月在英国伦敦希登汉创立了世界上第一家临终关怀医院——圣克里斯托弗临终关怀医院，被誉为临终关怀运动的灯塔。其宗旨是为临终者提供心理上的关怀和安慰，消除临终者对死亡的疑惑和恐惧，关注老人的安适，使临终者能够坦然面对死亡，安然离去。

1988 年 10 月，上海成立了一家为病重病危老人提供特殊服务的"上海退休职工南汇护理院"，来解决病重病危老人无人照顾的特殊困难，并在他们的临终阶段给予特殊的医疗护理和关怀安慰，最大限度地减少生命垂危老人及其家属的心理及生活上的痛苦，尽力帮助弥留之际的临终老人平静、安详地离开人世。目前全世界已经有很多国家建立了临终关怀的机构，在养老机构中临终关怀越来越受重视，通过为老年人提供生理、心理、社会等方面的全面照料，尽最大可能为临终老人提供帮助，使老人能够无痛苦、安宁、舒适地走完人生的最后旅程。

2. 临终关怀的目的

舒缓临终老人身心痛苦，尊重老年人的生命尊严和维护老人的权利，帮助其减轻痛苦，协助老人安静地、有尊严地度过生命的最后阶段。

二、临终老人的护理

1. 生活护理

（1）补充营养。以高热量、高蛋白流质饮食为宜，少量多餐，增进食欲，营养支持，满足临终老人的营养需求，防止压疮、感染等的发生。

（2）提高生活质量。加强基础护理，做好口腔、皮肤护理，促进血液循环，改善呼吸功能，减轻疼痛，促进老人舒适感。

（3）营造舒适环境。设置单独的居室，室内安静、空气流通、照明适当、温度适宜，夏季 25 ~ 28℃，冬季 18 ~ 22℃。

2. 护理注意事项

（1）应掌握临终老人的主要体征，并根据不同体征勤观察、勤记录。

（2）对潮式呼吸或张口呼吸的老人，要加强基础护理，做好口腔护理，减少张口呼吸造成的口干舌燥所带来的痛苦。

（3）做好临终前的基础护理及心理护理。

三、机体的死亡

1. 机体死亡的主要体征

死亡是生命活动不可逆的终止，是人的本质特征的永久消失，是机体完整性的破坏和新陈代谢的停止。当机体濒临死亡时，各器官功能极度衰弱甚至某些重要脏器出现衰竭。其主要特征为：

（1）各种反射逐渐消失，肌张力减退。

（2）呼吸急促、费力，可有潮式呼吸或点头样呼吸。

（3）面部紫绀现象明显，伴有痛苦表情。

（4）神经末梢反应迟钝。

（5）脉搏不规律，快而弱。

（6）血压降低或测不到。

（7）呼吸、心跳停止，瞳孔散大固定。

2. 潮式呼吸的特点

潮式呼吸是临终老人的一种呼吸形式，可表现为由浅慢到深快，再由深快到浅慢，之后出现一段时间（5 ~ 30 秒）呼吸暂停的呼吸过程，这样的呼吸过程呈周期性出现。潮式呼吸（图 4 - 7）周期长为 30 秒至 2 分钟。

潮式呼吸的机理是由于呼吸中枢的兴奋性降低，使呼吸调节

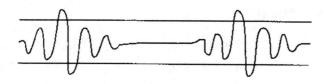

图 4 - 7　潮式呼吸

中枢功能失调造成。缺氧严重时，呼吸需要靠二氧化碳的刺激维持。当缺氧明显时，二氧化碳需堆积到一定程度，才可能刺激呼吸中枢，使呼吸恢复和加强；当聚集的二氧化碳呼出后，衰弱的呼吸中枢又失去有效的兴奋，呼吸再次减弱，乃至暂停。

3. 死亡分期及各期特征

死亡是一个过程，有它的开始、经过和终止。死亡一般可分为以下 3 个阶段。

（1）濒临死亡期（临终状态）。此时机体各系统的机能发生严重的障碍，中枢神经系统脑干以上的部分处于深度抑制状态。表现为意识模糊或消失，反射迟钝、心跳减弱、血压降低、呼吸微弱或出现潮式呼吸。代谢方面，由于缺氧，糖的酵解占优势，乳酸等酸性产物增多，能量供应锐减，因而各种机能活动度衰弱。濒临死亡期持续的时间因病、因人而异。

（2）临床死亡期。此期的主要标志是心跳、呼吸完全停止，瞳孔散大固定，所有反射均消失。心电图检查显示直线。此时大脑延髓处于深度抑制状态，但各种组织中仍然进行着微弱的代谢过程，重要器官的代谢尚未停止。如果这种情况是由失血、窒息、触电等原因引起，则要及时采取一系列紧急抢救措施，有时可能使死者复活。

（3）生物学死亡期。这是死亡的最后阶段。此时从大脑皮质开始到全身各器官的新陈代谢相继停止，并出现不可逆的变化，整个机体不可能复活。

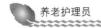

四、尸体料理

临终老人因抢救无效而死亡，其死亡诊断须经医生判断，并记录正确的死亡时间，安慰家属劝其离开，准备尸体料理用物。

1. 目的

（1）使尸体整洁、无渗出物。

（2）放置良好，易于鉴别。

2. 用物

棉球、绷带、尸体鉴别卡（3张）、温水、毛巾、衣服（寿衣）、包尸单，按需备换药盘、敷料等。

3. 操作方法

（1）当班医生填写死亡通知单，通知家属或寄养单位。

（2）当班养老护理员填写尸体鉴别卡（姓名、性别、年龄、死亡时间、料理者姓名）。

（3）移去一切治疗用物，放平尸体，取仰卧位。

（4）备齐用物携至床边。

（5）用温水洗脸，使口眼闭合，有义齿代其装上，整理头发、胡须、指甲。

（6）脱去衣服，依次擦洗上肢、胸、腹、背及下肢。

（7）有伤口的尸体更换敷料，如有需要，尸体各孔道用棉花堵塞，以防渗液。

（8）穿上清洁衣裤（或寿衣）。

（9）尸体右手腕挂第一张尸体鉴别卡，第二张置于尸体胸部绷带处，便于鉴别。

（10）送停尸房，第三张尸体鉴别卡置于尸屉外。

（11）尸体送出后，床单等物品在日光下暴晒6小时以上，或用紫外线照射消毒30~60分钟。

（12）整理死者遗物，须有两人以上共同清点，交还家属后，在物品登记卡上签名。

（13）对死者家属加以安慰，劝阻家属不要在生活区内大声喧闹，以免影响其他老人的休息。

（14）家属到收费处结账，并领取老人的死亡证明书。

注意事项：

（1）老人死亡后须经医生明确诊断才能进行尸体料理。

（2）老人死亡后应立即进行尸体料理，以防僵硬。

（3）尸体料理时，养老护理员应保持严肃的态度，认真操作，表示对死者的尊重。

第五章　老年人的用药护理

第一节　药物的相关知识

药物是预防、诊断及治疗疾病的重要物质，由于药物是各种化学物质及生物制品，所以人体使用各种药物的反应各不相同。为了保证安全、合理使用药物，护理员必须了解常用药物的使用知识，如药物的用法、不良反应等，以便协助病人正确地用药，充分发挥药物的疗效，减少不良反应的发生。

一、药物的作用

1. 预防疾病

药物作用于人体后，可调节机体的免疫功能，达到提高机体对某种疾病的抵抗力，从而预防疾病。如卡介苗、白百破疫苗、乙型肝炎疫苗、脊髓灰质炎疫苗等。

2. 诊断疾病

在疾病的诊断中，一些疾病常需要使用某种药物以协助检查，确定诊断。如肾造影、胆囊造影的用药等。

3. 治疗疾病

治疗疾病是药物的主要功能。药物可杀灭病原微生物，调节机体的生理功能，从而达到治疗疾病的作用，如各种抗生素、抗高血压药、抗心律失常药、降血压药等。

4. 补充身体所需的物质

对某些因缺乏某种物质所引起的疾病，可通过补充这些药物而达到的作用。如维生素 D、钙剂、铁剂等。

二、药物的种类

1. 内服药

有片剂、胶囊、溶液、酊剂、合剂、丸剂、散剂等。

2. 外用药

有软膏、滴剂、酊剂、洗剂、搽剂、涂膜剂等。

3. 注射药

有溶剂、粉剂、油剂、结晶、混悬剂等。

4. 其他类

新颖的药剂型有胰岛素泵、植入慢溶片、粘贴敷片等。

三、药物的保管原则

（1）储存的药物数量不可过多，以免过期失效或变质。

（2）药瓶或药袋上要清楚的写上药名、每片药的剂量、药的方法等。凡字迹不清或无标签的药都不能使用。

（3）药物要分类存放，内服药与外用药应分别放置，以免急用时拿错、误服而发生危险。

（4）药物要避光，放在干燥、阴凉、清洁处和老人容易拿取的地方。

（5）容易挥发、潮解或风化的药物如复方甘草片等要放在瓶子内并盖紧。对栓剂、水剂药和遇热容易变质的药物如胰岛素、眼药水等，应放在冰箱里，对遇光可变质的药如维生素 C、氨茶碱等，应装入有色、密盖的瓶内。

（6）药物应固定放在护理员和病人都知道的地方。每天早晨可将病人一天的药量分别放在几个药杯或小空瓶内，以防忘记服用或误服。

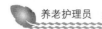

四、煎中药的方法

1. 煎锅

煎中药应用砂锅、搪瓷锅，不可用铁锅、铝锅。

2. 每次加水量

煎药前先用清水将药物浸泡 30 分钟左右再煎煮。

第一煎：加水量应以超过药表面约 3 厘米为宜。

第二煎：水量酌减，滋补性中药应酌情多加水。

3. 煎药的时间

第一煎：药煮沸后煎 20 分钟。

第二煎：药煮沸后煎 15 分钟，药的品质坚硬者可酌情多煎 5～10 分钟。清热、发表的药煎的时间要短些。

4. 煎药火候的掌握

一般中药未煮时用急火（大火），煮沸后用文火（小火），煮的过程中需要经常搅拌。

5. 煎药的次数和量

（1）一般每付中药需煎两次，每次煎约 150 毫升，将两次煎的药量混合在一起共 300 毫升，分成两份，早晚各服一次。

（2）滋补药可煎 3 次，混合在一起分成两份，早晚各服一次。

（3）如果老人服药困难，药汁可在煎药的过程中适量浓缩，便于服用。

第二节　协助老年人口服药

一、查对并帮助老年人服药

步骤 1　环境准备：

（1）环境准备。环境清洁，温湿度适宜，安静，光线明亮。

（2）护理员准备。护理员衣着干净，洗净双手。

（3）老年人准备。老年人取舒适体位。

（4）物品准备。药杯内盛装药物。温开水。服药单。根据需要情况准备量杯、汤勺、滴管等。

步骤2 协助服药：

（1）核对。

①核对老年人的姓名和服药单是否相符。核对药物与服药单是否相符。

②根据药量为老年人倒好温水，按照 2～4 片药物备 100 毫升计算，药物片数量较多时，按照 2～4 片分次服用。

（2）协助不同身体状况老年人服药。

①自理老年人，护理员将药杯递给老年人，告诉老人先喝一小口水润滑咽喉，再看着老年人将药物服下。

②不能自理老年人，护理员告知老年人服药，协助老年人取半坐位，即抬高床头或在老年人背后垫靠棉被或靠垫支撑身体。用汤勺或者吸管先喂一小口水，将药物放入老年人口中，再用汤勺或者吸管协助老年人饮水将药物服下，保持体位 30 分钟，再协助老年人取舒适卧位。

步骤3 整理用物：护理员将水杯放回原处，整理床单位，药杯收回，浸泡消毒，清洗晾干备用。

步骤4 观察记录：护理员根据已知老年人服用药物的作用以及不良反应，观察并询问老年人服药后情况，记录服药后的表现。

二、协助病人口服给药注意事项

1. 仔细核对医嘱和检查药物的质量

仔细检查药物的名称、剂量、服药的时间、药物的质量和有效期，对标签不清、变色、发霉、粘连、有异味等或超过有效期

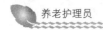

的药物严禁服用。入药瓶标签上注明有效期为 201X – 6 – 15，就表明该药可用到 201X 年 6 月 15 日为止。

2. 要按时服药

由于各种药物的吸收和排泄速度不同，要做到延长药效和保持药物在体内维持时间的连续性和有效的血浓度，必须要按时服药。

（1）一日三次。如服抗生素类药的时间可在 7 ~ 8 时，15 ~ 16 时和 22 时左右。

（2）饭前或空腹。在没吃饭或吃饭前 30 分钟服用。一般促进食欲的药应在饭前服用，如胃蛋白酶合剂、甲氧氯普胺（胃复安）、多潘立酮（吗丁啉）等。

（3）饭后。应在吃饭后 30 分钟服用。帮助消化的药或对胃有刺激的药应饭后服用，如阿司匹林等。

（4）食间服用。是指两餐之间，而不是一顿饭的中间。

3. 服药的剂量要准确

药物的剂量与疗效和毒性有着密切的关系，所以每次的剂量都要按医生的要求服用，不能因病人自己感觉好转或没有效果就自行减少剂量或加大剂量，如果病人认为药物效果不明显或已经好转，应坦率地告诉医生，由医生决定药物或剂量的更换。也不可以因为忘记服药而将几次药量一次服用，这是很危险的。

4. 服药的姿势要正确

一般服药的姿势采取站立位、坐位或半卧位，因平卧位服药容易发生误咽呛咳，并使药物进入胃内的速度减慢，影响药物的吸收。对卧床的病人也尽可能地协助其坐起来服药，服药后 15 ~ 20 分钟再躺下，对不能坐起的病人，服药后尽可能多喝水，以便将药物冲下。

5. 服药要多喝水

任何药物都要溶解于水中才容易吸收产生药效。服药前需先饮一口水以湿润口腔，服药中还需多喝水（不少于 100 毫升），以防药物在胃内形成高浓度而刺激胃黏膜，尤其不可将药片干吞，这样可将药片黏附在食管壁上或滞留在食管狭窄处，药物在食管存留时间过长，可刺激或腐蚀食道黏膜造成损伤。

服药应用温开水，不要用茶水、咖啡或酒类服药。

服磺胺药、解热药要注意多喝水，以防止尿量少而致磺胺结晶析出，引起肾小管阻塞，损害肾脏功能。服发汗药后多喝水是为了增强药物的疗效。

6. 服用特殊药物要注意方法

（1）服用铁剂、酸类的药对牙齿有损害，要用吸管服用，服后要漱口以免损害牙齿，服用治疗心脏病的药时（如强心甙类），服药前要测量脉搏，如果脉搏每分钟少于 60 次或心律不整（快慢、间隔时间不等）应立即报告医生。

（2）对病人难以咽下的片剂、丸剂可将药研细后加水调成糊状服用，不可将大片的药片掰成两半吃，这样容易造成食道损伤，尤其肝硬化的病人。另外，也不可将粉状的药物直接倒入口腔后用水冲服，以免药粉在食道发生阻塞。糖衣和胶囊包装的药物一般应整粒吞服。

（3）止咳糖浆对呼吸道有安抚作用，服后半小时内不要喝水。

病人在服药的过程中，护理员要随时注意观察用药的效果和不良反应。

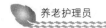

第三节　给老年人使用外用药

一、滴眼药水或涂眼药膏

用于眼部疾病的治疗。

步骤1　准备工作：

（1）清洁环境，光线明亮（必要时打开聚光灯）。

（2）养老护理员穿清洁工作衣，洗净双手并擦干（双手无长指甲或指环）。

（3）准备用物。

①眼药水：检查眼药水名称，有无变色、混浊、沉淀、过期等，确认合格方能使用。

②眼药膏：检查眼药膏有无过期。

③干棉球：可用纸巾替代。必要时备玻璃棒等。

步骤2　解释：向老年人解释滴眼药或涂眼药膏的方法和采取的姿势，待老年人同意后进行操作。

步骤3　取体位：协助老年人平卧或取坐位，头向后仰，眼向上看。

步骤4　眼部用药：

（1）滴眼药水。左手手指将下眼睑向下方牵拉→右手持滴管或药瓶，距离眼睑1～2厘米→将药液滴入下眼睑内（下结膜囊内）1～2滴→再轻提上眼睑（上眼皮）→叮嘱老年人闭眼并转动眼珠→以干棉球（或纸巾）按压泪囊区（眼的内角）2～3分钟（以防药液流入泪囊）→擦拭面部外溢的药水。

（2）涂眼药膏。左手手指将下眼睑向下方牵拉→右手持药膏将药膏挤在下眼睑内，约1厘米的长度→叮嘱老年人闭眼休息片刻。

步骤5 操作完毕：用棉球或纸巾为老年人擦净面部，协助老年人恢复体位，整理用物，洗净双手。

注意事项

（1）操作中动作要轻柔，防止药瓶晃动，刺伤老年人的眼睛，引起老年人的不适。

（2）注意无菌操作。药瓶或药膏与眼睛的距离不可过近，以免滴管或药膏触及老年人眼睛而污染。

二、滴鼻药

用于鼻疾病的治疗。

步骤1 准备工作：

（1）清洁环境，光线明亮（必要时打开聚光灯）。

（2）养老护理员穿清洁工作衣，洗净双手并擦干（双手无长指甲或指环）。

（3）准备用物。滴鼻药水（检查药水名称，有无变色、混浊、沉淀、过期等，确认合格方能使用），干棉球（或纸巾）。

步骤2 解释：向老年人解释滴鼻药的使用方法和采取的姿势，待老年人同意后进行操作。

步骤3 采取体位：先叮嘱老年人轻轻擤出鼻涕，然后协助老年人侧卧或仰卧头向后伸仰，前鼻孔向上（侧卧时患侧向下）。

步骤4 滴鼻药：一只手扶持老年人头部，另一只手拿药滴管，距离鼻孔1~2厘米，将药液滴入鼻孔3~5滴，待老年人休息片刻再坐起。

步骤5 操作完毕：用棉球或纸巾为老年人擦净面部→协助老年人恢复体位→整理用物→洗净双手。

注意事项

操作中动作要轻柔，注意老年人体位的舒适、安全，观察老

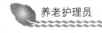

年人用药后的反应。

三、滴耳药

用于耳道疾病的治疗。

步骤1 准备工作:

(1)清洁环境,光线明亮(必要时打开聚光灯)。

(2)养老护理员穿清洁工作衣,洗净双手并擦干(双手无长指甲或指环)。

(3)准备用物。耳药水(检查耳药水名称,有无变色、混浊、沉淀、过期等,确认合格方能使用),干棉球(或纸巾)。

步骤2 解释:向老年人解释滴耳药的使用方法和采取的姿势,待老年人同意后进行操作。

步骤3 采取体位:协助老年人取侧卧位或坐位,头偏向健侧,患耳向上。

步骤4 滴耳药:用棉签将耳道内分泌物擦拭干净→左手将老年人的耳郭向后上方牵拉,使耳道变直→右手持滴管或滴瓶将药液顺外耳道壁滴入3~5滴→再用手指按压耳屏数次后将棉球塞入外耳道口→待老年人休息片刻再坐起。

步骤5 操作完毕:用棉球或纸巾为老年人擦净面部→协助老年人恢复体位→整理用物→洗净双手。

注意事项

(1)操作中动作要轻柔。

(2)注意观察老年人用药后的反应,如有不适应停止。

四、直肠栓剂给药

常用于治疗肛门疾病,如痔、肛裂和解除便秘。

步骤1 准备工作:

(1)环境清洁、温暖。

（2）养老护理员穿清洁工作衣，洗净双手并擦干（双手无长指甲或指环）。

（3）准备用物。直肠栓剂（检查药物名称，有无过期及质量问题等，确认合格方能使用），指套（或手套、纸巾）。

步骤2 解释：核对后向老年人解释栓剂药的使用方法和采取的姿势，待老年人同意后进行操作。

步骤3 采取体位：协助老年人左侧卧位，臀部靠床缘。

步骤4 放置栓剂药：养老护理员戴指套或手套→将栓剂拿出→左手垫纸巾分开臀裂→右手食指与拇指持栓剂，轻轻插入肛门深处（3~4厘米）→退出食指→用纸巾擦拭老年人肛门处→叮嘱老年人休息20分钟再恢复体位→将指套翻转取下。

步骤5 操作完毕：整理用物→洗净双手。

注意事项

（1）操作中动作要轻柔。

（2）注意观察老年人用药后的反应，如有不适应停止。自理困难的老年人要注意排便的照顾。

五、开塞露给药

开塞露是由甘油和山梨醇制成的通便剂，药液进入直肠可刺激肠蠕动，软化粪便，达到排便的目的。

步骤1 准备工作：

（1）环境清洁、温暖。

（2）养老护理员穿清洁工作衣，洗净双手并擦干（双手无长指甲或指环）。

（3）准备用物。20毫升开塞露1支（检查质量，确认合格方能使用），纸巾等。

步骤2 解释：核对后向老年人解释开塞露的使用方法和采取的姿势，待老年人同意后进行操作。

步骤 3 采取体位：协助老年人左侧卧位，臀部靠床缘。

步骤 4 使用开塞露：将开塞露药瓶打开→左手持纸巾→右手将瓶内药液挤出少许在纸巾上→滑润开塞露药瓶颈部→左手垫纸巾分开臀裂→右手持开塞露将颈部轻轻插入肛门深处→挤压药瓶（将药液挤入肛门内）→退出药瓶→协助老年人恢复体位→叮嘱老年人休息 10 分钟左右再排便。

步骤 5 操作完毕：整理用物→洗净双手。

注意事项

操作中动作要轻柔。注意观察老年人用药后的反应，如有不适应停止。自理困难的老年人要注意排便的照顾。

第四节　超声波雾化吸入给药

雾化吸入给药是应用雾化装置将药液分散成细小的雾滴，以气雾状喷出，经鼻或口吸入达到治疗效果的给药方法。该方法可使吸入的药物直接到达老年人的呼吸道和肺部，比口服药起效快，药物用量少，可减少不良反应。常用的雾化吸入法有氧气雾化吸入法和超声波雾化吸入法，其中超声波雾化吸入法形成的雾量大小可调节，雾化器能产热，对雾化液有加温作用，可使老年人吸入温暖舒适的气雾。

超声波雾化吸入给药的具体步骤如下。

步骤 1 准备工作：

（1）环境清洁，空气清新。

（2）养老护理员穿清洁工作衣，洗净双手并擦干（双手无长指甲或指环）。

（3）准备用物。超声雾化吸入器一套，药液、蒸馏水、纸巾（或老年人的干毛巾）、水温计等。

（4）检查超声雾化吸入器性能，向水槽加水（蒸馏水约250

毫升,其液面要浸没雾化罐底部的透声膜),内加药液(放入药液并加水至 30~50 毫升,将罐盖旋紧),再将雾化罐放入,将水槽盖盖紧。

步骤 2 核对、解释:将备好的超声雾化吸入器与其他物品携至老年人床前,向老年人解释操作目的和方法。

步骤 3 取舒适体位:协助老年人采取坐位或侧卧位,老年人颌下、胸前铺纸巾(或铺老年人的干毛巾)。

步骤 4 药液吸入:接通超声雾化吸入器电源→先开电源开关(红色指示灯亮)→预热 3~5 分钟→再开雾化开关(白色指示灯亮)→药液呈雾化从管内喷出→将面罩放于老年人口、鼻上或将"口含嘴"放在老年人的口中→根据需要调节雾量的大小(旋转雾量开关调节)→指导老年人用口深吸气→吸入 15~20 分钟→治疗结束→先关闭雾化开关→再关闭电源开关→协助老年人擦干面部,恢复舒适体位。

步骤 5 操作后的处理:整理用物,将"口含嘴"(或面罩)及螺纹管浸泡在消毒液中 1 小时后清洗干净→再消毒→备用→洗手→记录。

注意事项

(1)认真查对,仔细检查药物质量。

(2)口含式(面罩)雾化吸入器应专人专用,并做好清洁消毒。

(3)用氧过程中注意安全,严禁接触烟火及易燃品。

(4)雾化吸入过程中注意检查各连接部位有无松动、脱落等异常情况。

(5)雾化吸入过程中,及时协助老年人翻身、拍背、咳痰。随时观察老年人的呼吸情况,如有无呼吸困难、能否耐受雾化吸入等,若发现异常应立即停止雾化吸入,并及时就医。

(6)若老年人感觉疲劳,可休息片刻再进行吸入。

第六章　老年人的康复护理

第一节　老年人的保健按摩

养老护理员帮助老年人进行保健按摩，不仅可以预防疾病的发生，对一些疾病的康复治疗也有一定的功效。这里以老年人常见病症为例，介绍对应穴位及其按摩方法。

一、消除头痛——百会穴

老年人身体素质随着年龄增长在不断下降，头痛是经常困扰老年人的疾病之一。百会穴，是消除头痛的要穴。

百会穴位于头部正中，在头顶正中线与两耳尖连线的交点处，或以两眉头中间向上一横指起，直到后发际正中点（图6-1）。

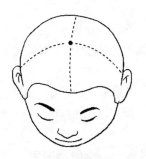

图6-1　百会穴

百会穴是手足三阳经与督脉交汇之处。处于人之头顶，经络上传的阳气汇于此处，故名百会。按摩此穴可以缓解头部胀痛，有醒神开窍、安神定志的功效。对于百会穴可点揉，也可叩击。

（1）点揉法。以一只手的中指或示指点按于百会穴上，先由轻渐重地按 3～5 下，然后再顺、逆时针各旋转揉动 30～50 次。

（2）用右空心掌轻轻叩击百会穴，每次 10 下，可以起到活血通络的作用。

二、治疗打嗝——膈腧穴配翳风穴

老年人多体虚，受到寒冷刺激、饱餐、吃饭过快、吃进干硬食物后，都可能出现打嗝，更有甚者持续不断，给老年人造成很大困扰。

在此介绍消除呃逆的两个穴位：膈腧穴配合翳风穴。翳风穴位于耳垂后方，属手少阳三焦经穴位（图 6－2），有宽胸理气利膈，缓解或解除痉挛之效。膈腧穴是足太阳膀胱经的第十七穴，位于背部第七胸椎棘突，正中线旁开 1.5 寸处，因本穴内应横膈，故名膈腧穴（图 6－3）。

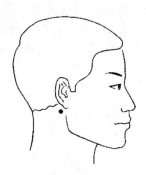

图 6－2　翳风穴

治疗老年人因膈肌痉挛的呃逆可点按翳风穴，以双手示指由轻至重按压 5～15 分钟，配合膈腧穴拔火罐治疗，一般 1 次可

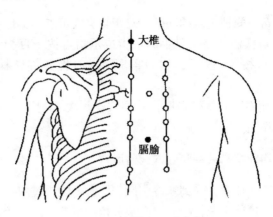

图 6 – 3　大椎穴、膈腧穴

见效。

三、解除落枕——外关穴

老年人睡眠姿势不当易引起落枕。多数老年人在入睡前并无任何症状，晨起后却感到项背部明显酸痛，颈部活动受限。轻者为出现针刺痛，重者如刀割样或撕裂样疼痛。疼痛主要在颈部，也可以模糊放射至头、背和上肢。任何活动均可加重疼痛，以致转头时两肩亦随转动，极大影响老年人的生活。

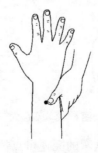

图 6 – 4　外关穴

外关穴位于前臂背侧，在腕背横纹上2寸、尺骨与桡骨之间（图6-4）。按压及轻揉可治疗落枕，在按压揉穴的同时，要摇动头部，尽量向患侧摇动，一般按压15分钟左右即可见效。

四、养心安神——神门穴

随着年龄的变化，不少老年人出现失眠的症状。不同于年轻人精神压力过大，老年人失眠主要是由全身和大脑皮质生理变化所导致的，长期失眠极易诱发老年人其他身体及心理上疾病。

神门穴位于前臂内侧横纹尺侧端（图6-5），是手少阴心经的穴位。中医学认为心主血脉，主神明，神门穴具有安神养心的作用，可治疗心悸、失眠、神经衰弱等。针对失眠症，可在每晚临睡前以左手拇指按压神门穴，左手食指中指紧贴腕部，拇指边按压按揉动，10~15分钟后，交替至右手，方法同左手，再按压10~15分钟，坚持每晚1次，一般一周后见效。

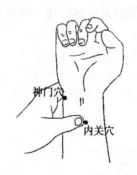

图6-5 神门穴、内关穴

五、老年人的心脏健康卫士——内关穴

心痛、心悸、胸痛是老年人常见疾病。内关穴是心包经的"络"穴，是治疗老年人心脏疾病的要穴。在经络学中，几乎所

有的与心脏异常相关的症状均可使用，如风湿性心脏病、冠心病、心绞痛、心律不齐，尤其是对预防心肌梗死发作具有突出效果。

内关穴位于前臂掌侧下段，腕横纹上2寸，桡侧屈腕肌腱同掌长肌腱之间（图6-5）。

按压该穴时，用拇指按揉内关穴，以感觉酸胀为度，常常按揉时会感到酥麻感沿着前臂传至心脏，或沿着手腕上下方向或用硬币侧轮滚动按揉，每天按揉半小时。经常按摩内关穴，就可以起到一个保护心脏的作用，能够宁心安神、理气止痛。

六、对抗疼痛——合谷穴

老年人疼痛是老年人晚年生活中经常出现的一种症状。许多临床医生以及老年人自己都认为随着年龄增长，一方面准确感觉和主诉疼痛的能力降低，另一方面，不明确的疼痛和由此引发的不适感明显增加。合谷穴是调动机体生命活动的原动力，是手阳明大肠经的"原"穴，具有疏风止痛、通络开窍之功效。

合谷穴属于手阳明大肠经，位于手背虎口处，于第一掌骨与第二掌骨间陷中（图6-6）。合谷穴的定位：一只手的拇指第一个关节横纹正对另一只手的虎口边，拇指屈曲按下，指尖所指处就是合谷穴。

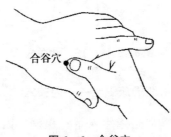

图6-6　合谷穴

用对侧拇指按揉即可，也可用拇指、食指、中指拿捏穴位处的皮肤，不受地点和时间限制随时随地都可操作，以感到酸胀但能忍受为度。

七、消除感冒——大椎穴配太冲穴

老年人抵抗力下降，往往易患感冒，且较难治愈，严重者并发支气管炎、中耳炎、肺炎或导致其他疾病，如肾脏病、肝脏病或心脏病等，因此必须予以足够重视。

大椎穴配合太冲穴可以有效缓解感冒引起的发热、流涕等症状。大椎穴位于脊柱第七颈椎棘突与第一胸椎棘突间（图6－3），当低头时颈胸椎连接处最高点下方即为大椎穴。太冲穴位于足背侧第一跖骨间隙的凹陷处，大足趾与第二足趾趾缝上1.5寸（图6－7）。

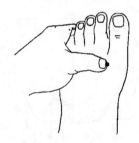

图6－7　太冲穴

嘱老年人低头暴露出颈胸椎连接处，采用点按法减轻感冒带来的不适。同时配合按摩太冲穴，可先用温水泡脚10～15分钟，再大拇指由下向上推按，双脚都按，每侧5分钟。

八、降低血压——曲池穴配风池穴

高血压是老年人常见疾病，我国老年人群高血压患病率高达49%。高血压是危害老年人生存和生活质量的重要因素，积极治疗可明显降低脑卒中（中风）等重要心血管事件危险性。曲池穴配合风池穴可有效缓解高血压头痛、眩晕等症状。

曲池穴位于上肢肘部屈曲时形成的肌肉横纹桡侧尽头（图6-8），风池穴位于耳后，在胸锁乳突肌与斜方肌上端之间的凹陷处（图6-9）。

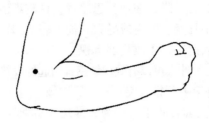

图6-8　曲池穴

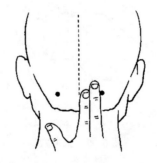

图6-9　风池穴

养老护理人员协助按压曲池穴时，嘱老年人前臂交叉抱于胸前，两手手指搭在肘部，以左手拇指按压在右侧穴位处，以右手中指按压左侧穴位，10分钟后，交替右手拇指按压左侧穴位，左手中指按压右侧穴位，按压10分钟。结束后，开始按压风池穴。嘱老年人双手上举，双手食指、中指、环指按压在两侧头部，拇指指腹正好朝上按压风池穴，用力按压揉搓，每次15分钟。以上两穴位每日按压 3 次。

九、强身健体，延年益寿——足三里

足三里是一个能防治多种疾病、强身健体的重要穴位。足三里是抗衰老的有效穴位，适用于一切虚损性疾病，经常按摩该穴，对于抗衰老延年益寿大有裨益。足三里穴位于外膝眼（膝盖外侧的凹陷，又名犊鼻）下四横指（3 寸）、胫骨边缘（图 6 - 10）。足三里穴是足阳明胃经的"合"穴，具有扶正培元、健脾和胃、调理阴阳、通经活络之功效。

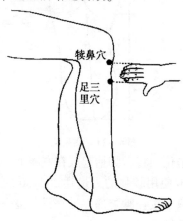

图 6 - 10 足三里穴

用同侧拇指按揉足三里穴，也可借助于光滑木棒按揉，或用艾灸。因腿部肌肉脂肪较厚，按压时可稍用力，但不可憋气以免血压升高。按摩穴位不限时间和地点，但要持之以恒才会有效。

十、补肾健脑——涌泉穴

我国经典中医著作《黄帝内经》曾提到："肾出于涌泉，涌泉者足心也。"就是讲肾经之气犹如源泉之水，来源于足下，涌

出灌溉周身四肢各处。涌泉穴在人体养生、防病、治病、保健等各个方面显示出它的重要作用。《达摩秘功》将此穴列为"延寿十五法"之一，经常按摩涌泉穴，可以补肾健脑、延缓衰老的功效，并且能安心凝神，疏肝明目。涌泉穴位于足底，嘱老年人蜷曲足底，足前部凹陷处即为涌泉穴（图6-11）。

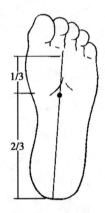

图6-11 涌泉穴

老年人可取坐位，将右脚抬起放在左腿上，定位后，护理人员用拇指按压，或使用较强的力量揉20~30次。也可使用整体按摩的方法，一只手按住脚腕部，另一只手垫一块干净布，用中等力量沿脚掌前后摸搓10~15次。

第二节　老年人的康乐活动

老年康乐活动是指针对老年人的心理、生理特点，在老年工作者或老年社会工作者的协助、辅导下，通过语言交流、肢体活动、老年志愿服务等活动形式开展的各类活动，以满足老人心理和生理的需要，促进其健康，提高他们的生活质量。

一、教老年人手工活动

步骤1　工作准备：

（1）环境准备。环境整洁，温湿度适宜，光线明亮。

（2）护理员准备。护理员了解老年人的意愿、生活习惯、爱好等内容。掌握将要进行的活动的要点，指导老年人完成活动。

（3）老年人准备。老年人身体状况允许，自愿参加。

（4）物品准备。选择安全经济的用具，如毛线、扣子、开关等。

步骤2　设计活动：护理员设计老年人手工活动项目，内容新颖、有趣、多样，与日常生活相结合，要让老年人力所能及，自愿参加。如编制中国结、剥豆子、看图搭积木等。

步骤3　示范：护理员态度和蔼，边示范边指导。合理安排活动时间。根据老年人的能力采取语言鼓励和行为支持等方式。活动中要随时观察老年人的反应。

步骤4　记录：活动结束，护理员征求老年人对活动的意见和建议并进行客观记录。另外，应记录次活动锻炼的目的，达到的效果，需要改进的方面等。

注意事项

（1）选择活动用具时要符合老年人的特点，保证安全。

（2）在活动过程中要多使用鼓励性的语言。

（3）护理员安排手工活动时间时，要避让开老年人的休息时间。

（4）老年人在活动中出现厌烦、身体不舒服时，应立即停止，协助老年人休息。

二、教老年人使用健身器材

步骤 1 准备工作：协助老人衣着适宜，穿防滑鞋。

步骤 2 沟通：与老人交谈，全面了解老人的身体状况、疾病程度等。了解老人既往健身器材使用情况、活动能力、活动时间等信息。向老人讲解健身器材的作用和使用注意事项。

步骤 3 带领热身：带领老人一起做好准备工作，如伸展、弯腰、下蹲等。热身 10~15 分钟。

步骤 4 示范辅助：分步骤为老人示范健身器材的使用方法，所选用器材的使用注意事项要反复强调。协助老人使用健身器材进行锻炼。锻炼过程中要注意保护老人的安全，随时观察老人的活动状况，发现异常应立即停止活动。协助老人完成 10 分钟的整理活动。

步骤 5 反馈：活动结束后应与老人交流健身器材使用的感受，观察老人的食欲、睡眠情况是否改善等。根据情况安排下一次的锻炼。

注意事项

（1）锻炼时间以 30 分钟至 1 小时为宜。

（2）健身前后的热身活动要做到位。

（3）使用健身器材时，应密切观察老人的情况，确保安全。

三、辅导老年人完成健身康复操

健身操是非常适合老年人的一项锻炼方式，只要几个简单小动作就能起到强身增寿的效果。

（一）健肺操

1. 伸展胸廓

站立且双臂下垂，两脚间距同肩宽。吸气，两手经体侧缓慢向上方伸展，尽量扩展胸廓，同时抬头挺胸，呼气时还原。

2. 转体压胸

站姿同上。吸气，上身缓慢地向右后方转动，右臂随之侧平举并向右后方伸展。然后左手平放于左侧胸前向右推动胸部，同时呼气。向左侧转动时，动作相同，方向相反。

3. 交叉抱胸

坐位，两脚自然踏地。深吸气，然后缓缓呼气，同时两臂交叉抱于胸前，上身稍前倾，呼气时还原。

4. 双手挤压胸

体位同上。两手放于胸部两侧，深吸气，然后缓缓呼气，同时两手挤压胸部，上身前倾，吸气时还原。

5. 抱单膝挤压胸

体位同上。深吸气，然后缓缓呼气，同时抬起一侧下肢，两手抱住小腿，并向胸部挤压，吸气时还原，两侧交替进行。

6. 抱双膝压胸

直立，两脚并拢。深吸气，然后缓缓呼气，同时屈膝下蹲，双手抱膝，大腿尽量挤压腹部及胸廓，以协助排除肺中存留的气体，吸气时还原。

注意事项

（1）以上"呼吸健肺操"可以依次做完，每次重复 5～8 次；年老体弱者，也可选其中 2～3 种做，每次重复 10～15 次。每天做 2～3 遍。

（2）做操时以腹式呼吸为主，要求吸气深长，尽量多吸；呼气缓慢，尽量呼尽，在做完每一个动作时，应保持姿势数秒钟，然后再做下一个动作。

以上 6 个健身动作，可提高肺功能，促进支气管炎、肺气肿等慢性肺部疾病的康复。

（二）中风康复操

中风又称脑血管意外，患者在康复期大多留下运动障碍和语言障碍等后遗症。患者从医院回家以后，如能动动手脚，应该进行恢复四肢功能的训练。

坐在椅上，双足分开，与肩同宽，双手握拳，放在大腿上。头部慢慢地向左、向右侧弯各 5~10 次。接着头部向上、向下转动各 5~10 次。

双手握拳，向前平伸，上半身慢慢地向前倾斜，双拳尽可能接触地面。接着上半身复原，双拳上举，上半身向后仰，操作 5~10 次。然后上半身向右转动，再向左转动，操作 5~10 次。

双手和背部向前伸展。接着，上半身稍微向前移动，准备站起来，然后复原，操作 5~10 次。

臀部离开椅子，双脚站起来，但双腿仍保持弯曲的姿势，操作 5~10 次。

平卧，双手交叉，放在腹上，双腿弯曲。接着慢慢地抬高臀部，然后复原，操作 5~10 次。

四、老年人适合的娱乐方式

1. 音乐

一曲节奏明快、悦耳动听的乐曲，会拂去你心中的不快，使你乐而忘忧；此时，体内的神经体液系统处于最佳状态，从而达到调和内外、协调气血通行的效果。一曲威武雄壮、高昂激越的乐曲，可使人热血沸腾、激情满怀，产生积极向上的力量。老年人应该选择那些健康、高雅、曲调优美、节奏轻快舒缓的音乐，达到消乏、怡情、养性的目的。

2. 书画

有人把练书法、绘画比作不练气功的气功锻炼。首先，书法讲究意念，练习时必须平心静气、全神贯注、排除杂念，这与气功的呼吸锻炼和意守有异曲同工之妙；其次，书法、绘画都讲究姿势，要求头端正、肩平齐、胸张背直、提时悬腕，将全身的力量集中在上肢，这与气功修炼的姿势极为接近。

3. 钓鱼

适合垂钓的地方多在郊外，经常到郊外去走走，本身就是一种锻炼；其次，水边河畔，空气异常清新，负离子含量高，让人感到悠悠然自得，心旷神怡，有利于人体的新陈代谢，能起到镇静、催眠、降压、减轻疲劳的作用；另外，垂钓时静等鱼儿上钩，则欢快轻松之情溢于言表，从而达到内无思虑之患、外无体疲之忧的最佳养生境界。

4. 养花

养花不仅可以供人欣赏、美化环境、令人赏心悦目，而且花的香气还能起到灭菌、净化空气的作用。同时，鲜花释放的芳香，通过人的嗅觉神经传入大脑后，令人气顺意畅、血脉调和、怡然自得，产生沁人心脾的快感。

5. 跳舞

实验研究表明，即使交谊舞中的慢步舞，其能量消耗也为人处于安静状态下的 3~4 倍；其次，跳舞时，舞蹈者要与音乐协调，必须全神贯注，集中于音乐、舞步中，加之轻松愉快的音乐伴奏和迷人灯光的衬托，既是一种美的享受，更能让人陶醉其中。

6. 旅游

旅游可以使人饱览大自然的奇异风光和历史、文化、习俗等人文景观，让人获得精神上的享受；同时，置身在异域的风景，呼吸一下清新的空气，让身心来一次短暂的流浪，更能让人获得放松。

7. 棋牌类

棋牌作为益智休闲游戏，深受中老年人喜爱。下棋打牌是一项老少皆宜的益智娱乐活动，据有关方面介绍，这类活动对老人智力退化等病的发生也有一定的防范作用。老年人经常下下棋或者打打牌，可以充分锻炼老年人的脑细胞，只要大脑细胞在不停地运转着，大脑传递信息的树突细胞数量就会增加，从而延缓衰老，预防老年记忆减退和老年智障等病症的发生。同时棋牌玩具容易买到，也让家人比较放心。

另外，老人在玩棋牌类游戏时，要遵守游戏规则，不要过于顶真、较劲，情绪起伏不宜过大。否则不仅有悖棋牌娱乐活动的初衷，损害老人自己的身心健康，而且也不利于社会和谐文明氛围的营造。人们常说"难得糊涂"，其实，老年人在参与棋牌娱乐活动中，有时还是难得糊涂一些好。

8. 网络游戏

老年人也拥有玩游戏的权利。尽管老年人不适合玩射击类、动作类、竞速类等快节奏游戏。但是老年人能在益智类、策略类和棋牌类游戏里找到他们的快乐。另外，游戏还能帮助老人缓解老年的孤独感，预防老年智力退化，以及结交朋友。一项新的研究表明，玩战略性电脑游戏——如那些强调资源管理和规划的游戏——可能有助于老年人保持智力，包括记忆、推理和多任务处理能力等。

但是老年人长时间泡在网上对身心的损害比青少年更大。如长时间端坐，会影响老年人的血液循环，引发心血管病，还会引起颈椎疼痛、关节酸痛、耳鸣头晕；电脑屏幕的辐射会导致各种眼科疾病。因此，老年人上网了解信息和娱乐是可以的，但要有节制，应尽量避免刺激惊险的内容。

第三节　老年人的运动训练

运动训练是通过老人自身的力量或康复师、护理员的协助操作或借助器械进行的主动或被动运动，以改善局部或全身功能为目的的一种康复训练方法。

一、运动训练的常用方法

运动训练是一个比较长的过程，实施的方法很多，应该因人而异，以下介绍几种常用的方法，供学员在工作实践中体会和参考。

1. 增强肌力训练

常用于因疾病导致肌肉萎缩的老人。根据 MMT 肌力测评结果，可分别采用被动运动、助力运动、主动运动、抗阻练习 4 种不同的训练方法。

①当老人肌力在 0～1 级时，只能采用被动运动（目的是保持肌肉的生理长度和张力，保持关节的正常活动范围）。

②当肌力 2 级时主要采用助力运动训练，其助力可来自他人徒手施加的力量，或通过滑轮的重量帮助老人（即利用绳索、滑轮等装置悬吊肢体，以减轻肢体的自身重量）。

③当肌力达到 3 级时，应以主动运动为主。

④对 3 级以上肌力的老人可进行抗阻练习。采用的阻力大小应根据个人情况而定，改善肌肉耐力一般每周进行 2～3 次抗阻练习，每组重复 10～15 次，年老体弱者可以减少一些重量或阻力。虽然抗阻练习是增强肌力最好的方式（可提高肌肉耐力和增加肌肉体积）。但从助力到抗阻训练，患者自身必须努力，且需要相当长的一段时间才能完成训练目标。

2. 全身耐力训练

全身耐力训练是由全身大肌群参与的，以发展体能为主的一种持续性和周期性的运动，即运动需持续一定时间，保持一定的强度。因其主要以有氧代谢途径来提供能量，故称为"有氧运动"。有氧运动的主要目的在于增强心血管与呼吸功能，提高机体对运动的耐受能力；改善机体的新陈代谢；调节心理状况和增强体质。其适用于一般健身锻炼，以及心血管、呼吸、代谢系统疾病的康复（如冠心病、高血压、肺气肿、神经衰弱等），同时也可适用于年老体弱、肥胖者。有氧运动的形式可多种多样，如步行、慢跑（健身跑）、上下楼梯、游泳、蹬车、划船、跳舞或健身操等。近年来，随着人们健康观念的转变，步行运动已成为增强体能的重要手段，并被广泛应用，目前认为有氧运动是提高心肺功能最有效的方法。

3. 平衡能力训练

随着年龄的增长，肌肉变得比较软弱，一些骨关节疾病发病率也提高了，再加上一些慢性病，老人的平衡能力就比较差。平衡能力练习的目的是增强身体的平衡与协调能力，防止跌倒。65岁以上或活动能力较差的老人，可在自己能接受的范围内，适当多活动或每周至少3天一做提高平衡能力和防跌倒的活动，如单腿站立，刚开始可以扶着物体独立站立，再慢慢闭眼练习，还可以练习用脚跟或脚尖走，但必须注意安全。

4. 呼吸功能训练

适用于患有呼吸系统疾病的老人。呼吸练习可分为静态的呼吸运动和配合有躯体功能的呼吸运动（呼吸操），通常重点进行腹式呼吸、缩唇呼吸和呼吸操的练习。此类方法简单易行，既可锻炼呼吸肌，促进体内二氧化碳排出，又可增加肺活量。

二、适合老人的训练方法

通常老人适宜的运动训练方法有肌力训练、耐力和平衡训练等。在训练前，应根据老人的病情，以及体力、性别、运动史等，以处方的形式（即运动处方）确定适当的运动类型、运动强度、运动持续时间、运动频率，并提出运动中的注意事项。

制定运动处方具体步骤为：

第一步（选择运动项目）：根据个人的兴趣爱好，运动环境和场地条件等多方面的因素，一般以一种运动方式为主，因人而异，因地而异。只有选择最合适自己的项目，才有可能长期坚持下去，如步行、慢跑、游泳等。不同的运动方式适合不同的人群，对年轻人推荐较大强度的有氧运动（如慢跑）；对老年人则提倡中、低强度的有氧运动（如步行）。

第二步（做好准备活动）：在运动前必须充分做好准备活动，尤其有心血管疾病的老人更应重视。开始运动前要做 10 分钟左右的准备运动，如四肢伸展、慢走、深呼吸等。运动训练应包括准备阶段、训练阶段、整理阶段 3 个过程。

第三步（控制运动强度）：检测心率是衡量运动强度最简便的方法。可采用运动时的心率精确地控制运动强度。一般情况下运动中的心率不要超过最大心率（220 - 年龄）的 70%。通常把运动中适宜（允许达到）的心率称为靶心率。运动时心率控制方法（靶心率计算公式）：靶心率 = 170 - 年龄（岁）。如对一位 70 岁的老人而言，运动中每分钟心率控制在 100 次左右为宜。如患有慢性疾病的老人可适当再降低到 60% ~ 70% 为准，以不出现心慌、气急、胸闷、头晕、麻木等不适症状为宜，注意不能有过度疲惫或痛苦的感觉。

第四步（运动时间和频率）：运动时间的长短主要取决于运动强度，每次运动 15 ~ 60 分钟（一般 20 ~ 30 分钟）为宜。对于老年人提倡适宜的、强度较低的运动方式，鼓励循序渐进，长期训练。运动时间的长短取决于运动的强度与能量的消耗，开始锻炼时间为 10 ~ 15 分钟，然后逐渐增加到 20 ~ 40 分钟，每周 3 ~ 5 次。对有心血管疾病的老人比较适宜的是间断运动，即运动 3 ~ 5 分钟，休息 1 ~ 2 分钟，然后再运动，再休息，可逐渐延长运动时间，最后做 10 分钟四肢伸展的放松整理运动。

总之，根据自身情况可连续进行，也可分段进行，最好每周

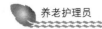

保证 150 分钟的有氧运动，可以每天 30 分钟，每周锻炼 5 天。最好 1 次完成，或每次锻炼 10 分钟，累计 30 分钟。

三、运动训练的注意事项

1. 个别对待

康复运动训练的实施要因人而异、因病而异，按照运动处方来选择合适的运动项目，参加前要注意做心肺功能的检查，必要时在医护人员的指导和监督下进行活动。

2. 循序渐进

在协助老人康复训练时，应向老人讲清目的，以取得配合，并遵循运动由易到难、由小到大、逐步适应的原则。休息次数由多到少，由长到短，重复次数由少到多，训练组合由简到繁。根据老人的耐受力和病情选择低、中强度的训练项目为宜，且需适时调整方案。

3. 持之以恒

确定运动方案后要坚持经常性训练，切忌操之过急或中途停止。由于运动锻炼必须通过时间累积才能产生效果。保持规律的运动，建立良好的习惯，有助于坚持运动下去，坚持时间越长，效果越明显。因此，要鼓励老人不要放弃，坚持训练的时间越长，效果越佳。

4. 注意安全

不论采取何种康复训练的措施，都要保证老人的安全，避免意外事件的发生。

为防止心血管反应和运动再损伤，运动程序必须包括准备活动（热身运动）、运动训练（达到靶心率）和整理运动（运动后舒展活动 5～10 分钟）3 个阶段。

防止不必要的跌倒和扭伤，保证无痛性锻炼，运动中产生疼痛应被视作引起或加重损伤的信号，应予以重视。

患有高血压及心血管疾病的老人，在运动时禁忌过分用力及屏气动作；避免中等强度以上的训练；运动后，至少保证 30 分钟后再行温水浴，以免诱发心血管反应。

第七章　老年人的心理护理

第一节　心理健康和心理疏导

一、识别老年人的心理健康标准

心理健康是衡量老年人健康的一个重要指标。进入老年以后，随着生理功能的逐渐衰竭，给老年人的心理健康状况带来一定的影响，如记忆力减退、思维敏捷性下降、解决问题的能力减弱等。评估老年人的心理是否健康，首先要明确什么样的心理是正常的。判断什么样的心理才是健康的，这不是一件容易的事，需满足以下3项原则：心理与环境的同一性、心理与行为的整体性、人格的稳定性。

综合我国老年人的实际情况，老年人心理健康的标准基本可以从以下五个方面进行界定。

（1）有正常的感觉和知觉，有正常的思维，有良好的记忆。就是说在判断事物时基本准确，不发生错觉；在回忆往事时，记忆清晰，不发生大的遗忘；在分析问题时，条理清楚，不出现逻辑混乱；在平时生活中，有比较丰富的想象力，并善于用想象力为自己设计一个愉快的奋斗目标以及具有一般的生活能力。

（2）有健全的人格，情绪稳定，意志坚强。心理健康的老年人能经常保持愉快、乐观、开朗而又稳定的情绪，能够正确评价自己和外界事物，能够控制自己的行为，办事较少盲目性和冲动性。意志坚强表现为能经得起外界事物的强烈刺激，在悲痛时能找到发泄的方法，而不至于被悲痛所压倒；在遇到困难时，能沉着地运用自己的意志和经验去加以克服，而不是一味的唉声叹气或怨天尤人。

（3）有良好的人际关系，乐于帮助他人，也乐于接受他人的帮助。表现为能与家人保持情感上的融洽，能得到家人发自内心的理解和尊重；在交往中能保持独立而完整的人格，有自知之明，不卑不亢；对人不求全责备，不过分要求于人；对别人不是敌视态度，而从来都是以与人为善的态度出现；无论在正式群体内还是非正式群体内，都有集体荣誉感和社会责任感。

（4）环境适应。老年人能与外界环境保持接触，虽退休在家，却能不脱离社会，通过与他人的接触交流，通过电视、广播、网络等媒体了解社会变革信息，并能坚持学习，从而锻炼记忆和思维能力，丰富精神生活，正确认识社会现状，及时调整自己的行为，使心理行为能顺应社会改革的进步趋势，更好地适应环境，适应新的生活方式。

（5）能保持正常的行为，能坚持正常的生活、工作、学习、娱乐等活动。其一切行为符合自己在各种场合的身份和角色。

二、细心观察老年人的情绪变化

养老院老人的日常生活都由养老护理员照料，衣食无忧，但物质条件的丰富并不能满足他们的精神需求，老人们可能会出现各种不良的情绪。养老护理员在与老人的接触中不仅要照顾好老人的生活起居，而且要细心观察老人的行为表现和生理情况，从而了解老人的情绪状态。下面列举一些老人在各种不良情绪出现时的具体表现，养老护理员可对照这些表现来判断老人是否出现不良情绪。

（1）孤独的老人在行为上表现为动作迟缓，喜欢离群独处，在生理上表现为食欲不振、睡眠不好、容易疲倦等。

（2）忧郁的老人常常无缘无故地忧虑，终日唉声叹气、愁眉不展。

（3）焦虑老人的表现是惶惶不可终日，心神不安，无法保证正常的饮食和睡眠。

（4）愤怒老人的表现是出现短暂强烈的情绪爆发，进入应激状态，同时引起血管心脏的亢奋、肌肉紧张，严重时会出现神经系统的紊乱。

（5）疑心重的老人比较敏感，以自我为中心，总是持有自我保护的态度。对他人不够信任，总疑心别人对自己不满，可能会做出对自己不利的事情。

三、积极疏导老年人的不良情绪

1. 疏导孤独情绪

（1）对于喜欢怀旧的老人，应让他们明白生老病死、聚散离合是人生的自然规律，帮助他们学习关心自己、宽慰自己，面对生活的现实，积极地投入到现在的生活中。

（2）根据老人的兴趣和特长为他们安排适宜的活动项目，充实他们的生活。

（3）鼓励老人增加人际交往，特别是和同龄老人的沟通和交流。

2. 疏导忧郁情绪

（1）帮助老人发现忧郁的根源，从根源上设法消除老人的心病。

（2）帮助老人把精力集中在其他的活动上，如练书法、养花草等，尽量不去想忧郁的事情，在不知不觉中淡化和忘掉忧郁。

3. 疏导焦虑情绪

（1）发现老人焦虑的原因，针对原因用一些善意的谎言来安慰。

（2）经济压力往往容易使老人产生焦虑，所以应尽量避免向老人直接收取费用。

（3）建议老人做放松运动，如打太极拳、散步、深呼吸等，可以缓解焦虑情绪。

4. 疏导愤怒情绪

（1）鼓励老人发挥余热，多做力所能及的事情，展现自己的专长，从而让他们感受到自己是有用的。这样有助于维持老人平和、愉快的心境。

（2）当老人怒气冲冲时，对待老人的怒火一定要忍让，平静地任老人宣泄怒气，不要多说话或者只说些表示同感的话。

（3）帮助老人和子女沟通，让子女了解老人内心的需要和感受，请他们常来看看老人，常和老人说说心里话。老人心情舒畅也就不会无端发火了。

（4）要尽量了解老人的性格特征，避免让心理不相容的老人待在一起，以减少可能发生的矛盾，防止老人愤怒情绪的产生。

5. 缓解老人疑心

（1）每天早上帮老人整饰，使老人容发整洁，这样在老人照镜子的时候就会发现自己气色好、精神好，也就不会疑心自己的健康状况。

（2）当老人怀疑自己有病又不听劝告时，要及时带老人就医。医生的诊断对于老人很有权威性，可以有效地消除他们的疑心。

（3）和老人说话时要尽量大声，语速适度放慢。养老院里的设施和摆设要一目了然，张贴物要简单醒目。总之，应尽量让老人听清、看清，这样老人对自己健康的怀疑就会少些。

（4）切忌在老人身边说悄悄话，因为老人听不清楚就会疑

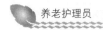

心别人在说自己的坏话，从而平添不必要的疑虑和猜忌。

第二节　老年人抑郁症的护理

一、临床诊断

临床主要表现为情感低落、思维缓慢和语言动作减少与迟缓等"三低症状"。抑郁症易高发于女性。

1. 情感低落

常表现为愁眉不展，心烦意乱，自我评价过低，自责或有内疚感，对前途悲观失望，反复出现想死的念头或有自杀、自伤行为，对日常活动丧失兴趣或无愉快感，情感低落有昼重夜轻的特点。

2. 思维缓慢

思维迟缓、联想困难，自觉思考能力下降，对刺激反应迟钝，注意力集中困难，记忆力减退。

3. 语言动作减少与迟缓

精力明显减弱，无原因的疲倦，软弱无力，精神运动迟钝或激越，语言少、声音低，经常独坐一处不与他人交往，爱好和生活乐趣丧失，精力减退、疲乏，走路时行动缓慢，严重时可以达到不吃不喝、不言不动的抑郁性木僵的程度。

此外，抑郁发作时还可以出现恶心、心悸、胸闷、出汗等躯体症状，同时，还可有失眠、早醒或睡眠过多、食欲降低、体重明显减轻等症状。

二、护理目标

（1）抑郁症老人常有消极悲观念头，重者轻生厌世，应高度警惕并告诫护理员严加防范老人自杀、自伤行为。

（2）缓解、减轻老人抑郁症状。

（3）引导老人积极健康生活。

三、护理措施

1. 晒太阳疗法

阳光是治疗抑郁症的良药。

2. 体育锻炼疗法

尤其是有氧运动，有助于消除轻微抑郁症，是抗抑郁症的良药。从锻炼中可以获得对生活的乐观情绪，锻炼后可以给人一种轻松和自己做主的感觉，有益于克服忧郁症老人共有的孤独感。

3. 营养疗法

食物中所含的维生素和氨基酸对于人的精神健康具有重要影响。建议人们多吃维生素 B 含量丰富的食物，像粗粮、鱼等。让老人服一定剂量的复合维生素 B。

4. 精神/心理疗法

帮老人认清自身的认知、思考或行为习惯偏差，承认自己存在一定心理障碍，自察情绪情感思维变化并做记录，提出行动改进方案并付诸实际行动；多和老人聊天，安慰、鼓励老人关注外界、融入集体生活；听具有治疗性质的音乐；转移注意力，找事情做。

5. 帮助老人培养好的生活习惯

培养规律与安定的生活是抑郁症老人最需要的，早睡早起，保持身心愉快，以愉悦的心情面对每一天，鼓励老人凡事都要抱着积极乐观的态度。

6. 交际疗法

善于与人结交者比喜欢独来独往的人在精神状态上要欢快得多。"朋友乃良药"。社会支持甚至可使人延年益寿。

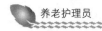

7. 药物治疗

按时按量服药（常见利血平、丙咪嗪等抗抑郁剂、镇静剂、安眠药、抗精神病药物）

第三节　老年人焦虑症的护理

一、临床诊断

1. 与处境不相称的痛苦情绪体验

典型形式为没有确定的客观对象和具体而固定的观念内容的提心吊胆、恐惧、紧张、担忧、不安全感。

2. 精神运动性不安

小动作增多、坐卧不宁、坐立不安、激动哭泣、来回走动，甚至奔跑喊叫，也可表现为不自主的震颤或发抖。

3. 伴有身体不适感的自主神经功能障碍

如出汗、口干、嗓子发堵、胸闷气短、呼吸困难、竖毛、心悸、出冷汗、双手震颤、厌食、便秘、脸上发红发白、恶心呕吐、尿急、尿频、头晕、全身尤其是两腿无力感等。

焦虑症导致的疾病很多，比如：慢性咽喉炎、口腔溃疡、肠易激综合征、结肠炎、慢性胃炎、神经性头痛、头晕、头昏、失眠、多梦、多汗、虚汗、盗汗、怕冷、怕风、心脏神经官能症、胃神经官能症、脖子肌肉僵硬、关节游走性疼痛、幻肢痛、记忆差、反应迟钝、神经衰弱、早泄、易感冒、免疫力低下。

过度焦虑会直接威胁健康。若出现下列症状，且没有明显的原因，应尽速求医。

（1）连续头晕或暂时失去记忆。

（2）直肠出血。

（3）脉搏加速。

（4）手掌冒汗。

（5）慢性背痛、颈痛。

（6）慢性或严重头痛。

（7）颤抖。

（8）荨麻疹。

（9）情绪过度紧张，无法承受。

（10）失眠。

二、护理目标

（1）缓解、减轻老人焦虑症状，防止因焦虑症引起或导致的其他躯体或精神疾病。

（2）引导老人健康生活。

三、护理措施

帮助老人树立战胜疾病的信心、增加自信。自信是治愈神经性焦虑的必要前提。一些对自己没有自信心的人，对自己完成和应付事物的能力是怀疑的，夸大自己失败的可能性，从而忧虑、紧张和恐惧。作为一个神经性焦虑症的老人，必须首先自信，减少自卑感。应该相信自己每增加一次自信，焦虑程度就会降低一点，恢复自信，也就是最终驱逐焦虑。

1. 深呼吸

当面临情绪紧张时，不妨做深呼吸，有助于舒解压力消除焦虑与紧张。当感到焦虑时，脉搏加速，呼吸也加快。而深呼吸可以迫使减缓呼吸速率，使身体相信焦虑已过去。正确的腹部呼吸是，当一吸一呼时，腹部将随之一起一伏。

2. 活动下颚和四肢

当一个人面临压力时，容易咬紧牙关。此时不妨放松下颚，左右摆动一会儿，以松弛肌肉，纾解压力。还可以做扩胸运动，因为许多人在焦虑时会出现肌肉紧绷的现象，引起呼吸困难。而呼吸不顺可能使原有的焦虑更严重。欲恢复舒坦的呼吸，不妨上下转动双肩，并配合深呼吸。举肩时，吸气。松肩时，呼气。如此反复数回。

3. 保持乐观

当缺乏信心时，不妨想象过去的辉煌成就，或想象成功的景象，将很快地化解焦虑与不安，恢复自信。

4. 幻想

这是纾解紧张与焦虑的好方法。幻想自己躺在阳光普照的沙滩上，凉爽的海风徐徐吹拂。试试看，也许会有意想不到的效果。

5. 肯定自己

当焦虑袭来时，可以反复地告诉自己，"没有问题""我可以对付""我比别人行"。这样可使你渐渐消除呼吸加快及手冒冷汗的本能反应，使你的智能反应逐渐表现出来。结果，你果真平静下来了。

6. 学会放松

在面临每天的例行干扰之前，暂时放松数秒，可以大幅改善焦虑的程度。例如，当电话铃响，先做个深呼吸，再接听。养成这种蓄意放松数秒钟的习惯，它可充当有效的镇静剂。使你控制焦虑，而不是被焦虑掌控。做一些有益身心的活动，抛开烦恼。

7. 转移注意力

假使眼前的状况让人心烦紧张，可以暂时转移注意力，把视线转向窗外，使眼睛及身体其他部位适时地获得松弛，从而暂时缓解眼前的压力。甚至可以起身走动，暂时避开低潮的气氛。如在胡思乱想时，找一本有趣的能吸引人的书读，或从事紧张的体力劳动，忘却痛苦的事情。这样就可以防止胡思乱想再产生其他病症，同时也可增强你的适应能力。

8. 放声大喊

在公共场所，这方法或许不宜。但当在某些地方，例如私人空间，放声大喊是发泄情绪的好方法。不论是大吼或尖叫，都可适时地宣泄焦躁。

9. 保持睡眠充足

多休息及睡眠充足是减轻焦虑的一剂良方。这可能不易办到，因为紧张常使人难以入眠。但睡眠愈少，情绪将愈紧绷，更有可能发病，因为此时免疫系统已变弱。自我暗示催眠（如：可以数数，或用手举书本读等促使自己入睡）。

10. 洗热水澡

热水可消除焦虑反应。当我们紧张与焦虑时，流到四肢末梢的血液减少。热水可使身体恢复血液循环，帮助身体放松。冷水的作用恰好相反。它模拟焦虑反应，使血液远离四肢，结果徒增焦虑与紧张。

11. 听音乐

音乐是对抗焦虑的好帮手。它不仅使肌肉松弛，也使精神放松，心情愉悦，使积聚的压力得到释放。

在可能的情况下争取家属、同事、组织上的关照、支持，解决好可引起焦虑的具体问题。

适应用抗焦虑药，如百忧解；安定10毫克，每晚口服1次；多虑平25毫克，每日2次口服；或氯丙咪嗪25毫克，每日2次口服。

第四节 老年人失眠的护理

一、临床诊断

（1）入睡困难。

（2）不能熟睡，睡眠时间减少。

（3）早醒、醒后无法再入睡。

（4）频频从噩梦中惊醒，自感整夜都在做噩梦。

（5）睡过之后精力没有恢复。

（6）发病时间可长可短，短者数天可好转，长者持续数日难以恢复。

（7）容易被惊醒，有的对声音敏感，有的对灯光敏感。

（8）很多失眠的人喜欢胡思乱想。

（9）长时间的失眠会导致神经衰弱和抑郁症，而神经衰弱老人的病症又会加重失眠。

（10）失眠会引起人的疲劳感、不安、全身不适、无精打采、反应迟缓、头痛、注意力不能集中，它的最大影响是精神方面的，严重一点会导致精神分裂和抑郁症、焦虑症、植物神经功能紊乱等功能性疾病，以及各个系统疾病，如心血管系统，消化系统等。在一晚失眠之后第二天会记性差。

二、护理目标

（1）缓解、减轻老人失眠症状，促进老人良好睡眠。

（2）引导老人积极健康生活。

三、护理措施

1. 心理治疗

通过解释、指导，使老人了解有关睡眠的基本知识，减少不必要的预期性焦虑反应。

进行放松训练，教会老人入睡前进行，加快入睡速度，减轻焦虑。

保持乐观、知足常乐的良好心态。避免因挫折致心理失衡。

建立有规律的一日生活习惯，保持人的正常睡－醒节律。

创造有利于入睡的条件反射机制。如睡前半小时洗热水澡、泡脚、喝杯牛奶等，只要长期坚持，就会建立起"入睡条件反射"。

养成良好的睡眠卫生习惯，如保持卧室清洁、安静、远离噪音、避开光线刺激等；避免睡觉前喝茶、饮酒等。

自我调节、自我暗示。可玩一些放松的活动，也可反复计数等，有时稍一放松，反而能加快入睡。

限制白天睡眠时间，除老年人白天可适当午睡或打盹片刻外，应避免午睡或打盹，否则会减少晚上的睡意及睡眠时间。

2. 药物治疗

如米安色林、阿米替林、多塞平、马普替林等。临床研究显示，采用中西药进行综合治疗，如采用安定类西药与中药制剂进行联合治疗，可取得快速、理想的疗效。

3. 体育锻炼

适当体育锻炼，增强体质，加重躯体疲劳感，对睡眠有利，但运动量不宜过大，过度疲劳反而影响睡眠。

第五节　老年期谵妄的护理

一、临床诊断

老年人谵妄起病急，病程短速。

临床特征以意识障碍为主。可能出现复杂多变的精神症状和各种异常行为，如定向力障碍，记忆障碍，对周围事物理解判断障碍，思维混乱、不连贯，有视听幻觉及被害妄想症等，时有兴奋、不安、易激惹等，或嗜睡、缄默。对时间、地点障碍最突出，持续时间长短不等，大多数可很快缓解。

谵妄状态一般是夜间加重，待意识恢复后，对出现的这些症状大部分遗忘。其临床表现与脑功能受损程度有关。

二、护理目标

（1）老年期谵妄易导致衰竭而死亡，故支持疗法和加强护理十分重要。

（2）需要防止骨折、肺炎及褥疮等。

三、护理措施

1. 保持舒适的环境

保持安静，空气流通、温度适宜，床铺整洁，避免其他老人围观。

转变护理观念，改善服务态度，提高医护技术水平，熟练掌握接触老人技巧，尽量满足其合理要求，避免一切激惹因素，稳定老人情绪。工作人员说话轻声，避免在病房中交谈，避免重物撞击，一切护理操作均合理安排，最大可能减少刺激。

2. 做好口腔护理

老人每天保证一定的饮水量，并经常予温开水棉球做口腔护理，保持老人口腔的清洁、舒适，避免口腔感染。

3. 做好饮食护理

按时按量督促老人进食，特别高热量、高蛋白、高维生素饮食，以保证营养供求平衡，对不能自行进食者，耐心喂食。

4. 做好生活护理

部分老人会表现异常兴奋，常常大汗淋漓。此时，要及时为老人擦身，更换干净的衣裤与床单，保持床单的清洁、干燥、平整。加强晨晚间护理，每天开窗通风至少2次，减少空气中细菌密度，保持室内空气新鲜，但要注意保暖，预防呼吸道感染。

5. 保持呼吸道通畅

有痰液者，鼓励、引导老人排痰，痰液黏稠不易咳出者，遵医嘱用稀释痰液药物或雾化吸入。

6. 做好防褥疮护理

勤翻身，勤擦洗，必要时建立翻身卡，定时更换卧位、按摩皮肤，促血液循环。保持床铺清洁平整干燥，及时更换污染被褥。

7. 做好预防泌尿道感染的护理

鼓励老人多饮水，大小便失禁者及时擦洗，保持外阴清洁、干燥。对有导尿管者，应注意以下几点。

（1）避免导尿管受压、扭曲。

（2）保持尿道口清洁，每天外阴护理至少2次，每日更换集尿袋。

（3）集尿袋及引流位置应低于耻骨联合，防逆行感染。

8. 睡眠护理

谵妄病程波动性症状群朝轻暮重，必要时遵医嘱予药物安眠外，夜间灯光应柔和暗淡，防止黑暗带来恐惧，尽量减少人员流动，减少噪音，确保老人充足睡眠，以促进大脑功能恢复。医护人员夜间巡视时，必须密切观察老人的病情。

有以下控制措施：

（1）有计划地关上所有的门。

（2）最大限度地降低各种监护仪报警声。

（3）在11～17时尽量协调和限制各种护理操作，不能直接灯光照射。

（4）只能小声说话，不能使用电话、对讲器、电视和收音机。

9. 安全护理

加强观察，注意安全。评估老人的情况，创造一个安全的环境，以防老人跌倒或防老人受到伤害，如移去一些老人会拿来伤害自己的物质或设备。若老人谵妄发生前是戴眼镜或助听器的，在谵妄时同样让他们戴上，以帮助他们能够看清或听清，给老人安全感，消除老人的恐惧。应用最少的受限干预措施可适当增加家属陪护。以往对行为紊乱、躁动、激越的老人，往往采取约束措施，但近几年研究发现，约束所致的不能移动并不能减少徘徊的频率，反而增加恐惧和误解，导致更多的激越行为。尽量不要采取约束等手段，因为约束会加重老人焦虑。研究证明去除身体约束可以降低老人的激越行为。在对老年脑梗死老人谵妄进行护理，老人出现躁狂时，护士用自己的手握住老人的手，同时轻拍老人的肩部，或轻柔按摩背部。并轻声与之交谈，从而可减轻症状，防止意外。

10. 心理护理（家属、社会支持）

识别并了解老人的焦虑状态，及时予以疏导，这一点十分重要。对发生谵妄且思维混乱的老人，反复给予讲解，促进他们的认知功能恢复，并给予一定的暗示。对其中产生幻觉的老人，用亲切的语言耐心解释，否定他们的幻听、幻视，并反复讲解目前的真实情况，用医护人员及亲人的关心，阻止幻觉的延伸。在老人情绪稳定的时候，呼唤老人的姓名，并告之所处环境、时间等信息，帮助恢复定向力。由于老人对熟悉的人或事物有较强的记忆，所以家属陪护对其记忆、思维等的恢复有帮助。因此首先判断老人的家庭是否支持老人。如果他们困扰他、影响他，请他们离去，直到他们情绪稳定后，教导他们，帮助他们了解病情，让他们了解老人谵妄时是无法控制自己的行为的。

11. 支持疗法

积极配合医生治疗原发病。遵医嘱予静脉输液及药物等治疗，以补充液体，维持水电解质、酸碱平衡及减轻症状。

参考文献

江丹 . 2014. 老年护理技术指导 ［M］. 北京：中国社会出版社 .

李惠玲 . 2014. 临终关怀指导手册 ［M］. 苏州：苏州大学出版社 .

刘占文 . 2007. 中医养生学 ［M］. 北京：人民卫生出版社 .

孟昭孜 . 2013. 养老护理员（四级）［M］. 北京：中国劳动社会保障出版社 .

尚少梅 . 2015. 老年人护理服务指南 ［M］. 北京：中国劳动社会保障出版社 .

宋慧娟，邢誉 . 2014. 养老护理员上岗手册 ［M］. 北京：化学工业出版社 .

王春霞，汪芝碧 . 2015. 老年护理学 ［M］. 北京：中国医药科技出版社 .

吴敏，周政 . 2008. 康复护理学 ［M］. 上海：同济大学出版社 .

张燮树 . 2014. 养老护理员（三级）［M］. 北京：中国劳动社会保障出版社 .

张振香，张艳 . 2016. 养老护理员必读 ［M］. 北京：人民卫生出版社 .

赵静轩 . 1999. 消毒隔离管理 ［M］. 北京：北京大学医学出版社 .